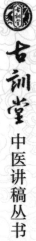

古训堂

中医讲稿丛书

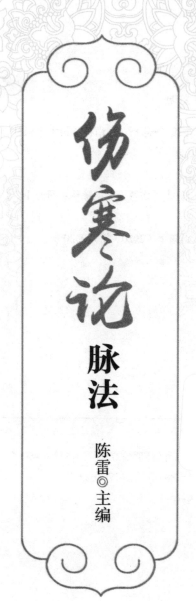

伤寒论脉法

陈雷◎主编

U0221971

河南科学技术出版社

·郑州·

图书在版编目（CIP）数据

《伤寒论》脉法 / 陈雷主编. —郑州：河南科学技术出版社，2020.10（2023.3重印）
ISBN 978-7-5725-0119-7

Ⅰ.①伤… Ⅱ.①陈… Ⅲ.①《伤寒论》—脉诊—研究 Ⅳ.①R222.2

中国版本图书馆CIP数据核字（2020）第170330号

出版发行： 河南科学技术出版社
地址：郑州市郑东新区祥盛街27号　　邮编：450016
电话：（0371）65788613　　65788629
网址：www.hnstp.cn
责任编辑： 邓　为
责任校对： 曹雅坤
封面设计： 中文天地
责任印制： 朱　飞
内文插图： 陈冠宇
印　　刷： 三河市同力彩印有限公司
经　　销： 全国新华书店
开　　本： 720 mm×1020 mm　　1/16　　印张：6.5　　字数：80千字
版　　次： 2023年3月第2次印刷
定　　价： 78.00元

自 序

——破山中贼易，破心中贼难

"不为良相，便为良医。"语出《能改斋漫录》，是范仲淹所言。一天，范仲淹到庙里求神问卦。他抽了一支签，祷告说："我将来能做宰相吗？"这支签的卦象表示不能。他又祷告说："那么我能做个好医生吗？"签的卦象回答还是不能。范仲淹叹口气说："两样都不能，我将来如何实现平生之志呢？"别人对此都感到很奇怪，就问他："男子汉大丈夫，立志想做宰相，可以理解。可是，你怎么又想做个医生呢？志向是不是小了点儿？"范仲淹叹口气说："我在乎的哪里是这个！我立志向学，当然希望将来得遇明主，报效国家。能为天下百姓谋福利的，莫过于做宰相。既然做不了宰相，能以自己的所学惠及百姓的，莫过于做医生。"

范仲淹后来做到了参知政事（相当于副宰相），还是没能成为一代名医。

中国古代，不仅官贵民贱，职业也被分为贵贱不同等级：士、农、工、商。士为四民之首，而医生则被排在四民之外，往往与巫连在一起，合称巫医。又将医、卜（算卦的）、星（占星的）、相（相面的）并列，一向为社会所轻。就连唐宋八大家之一的韩愈，在名篇《师说》中也是"巫医、乐师、百工之人"如何如何。

《了凡四训》中的袁了凡幼时父亲不让其读书考科举，只让他学医做郎中，在他幼小的心灵中是不能接受的，没有科举的前途是晦暗的。可见在中国古代，成为一名医生并不是一件能被有进取心的人轻易接受的事情。

张仲景是如何成为一名大医的呢?《何颙别传》记载名士何颙对少年张仲景说:"君用思精而韵不高,后将为良医。"应该说名士的预言,后来家族的遭遇,天地人种种综合的因素才造就了张仲景这位一世大医。

中医源于中国古代传统文化和哲学,但是摆脱传统文化中的糟粕,还原人类生命的生理、病理规律和真相对中医来说更为艰难和重要,张仲景做到了。

阴阳五行、五运六气、河图洛书、易经八卦,被神化了的中医脉法,这些与中医有着千丝万缕的联系,但大部分是中医里"伪"的部分,张仲景做到了去伪存真,但后人在解释《伤寒论》的时候,摆脱不了这些"伪"的东西。用"伪"的东西去解释《伤寒论》,永远解释不明白,永远会让《伤寒论》从诞生那天起就是最高峰,无法攀登和企及。解释好《伤寒论》,去"伪"是关键的一环。

如果把给人诊病比喻成一场战斗,中医四诊就是信息情报的收集,而脉诊是四诊之一,是搜集患者病情的重要手段,把脉以后应四诊合参分析患者的病因病机,为临床处方提供信息和依据。因为脉法操作的独特性,一些动机不纯良的人以脉法为作业术。以脉测病,把脉法直接对应到病名或者症状,片面夸大脉法作用,使得很多非中医专业的人对脉法产生种种误解。误把脉法等同于中医的全部,甚至以讹传讹,为那些把脉法当成作业术的人歌功颂德,让本就处境艰难的中医更加困窘。

当很多中医初学者在栉比鳞次、相互缠绕的传统文化和哲学怪圈里蒙圈时,只好用一句"中医博大精深"聊以自慰。稍有心机之人在中医弯弯绕里拿出一点小聪明就可以把一批人转晕。例如有些人可能不相信算命,但对把脉猜病则信服得五体投地,毫不怀疑,甚至添油加醋,越传越神!

尽管把脉猜病在中医书籍里从未有过记载(注意:我说的是中医书籍,

不包括非中医专业的神奇怪论或现代解剖生理学为基础的微观脉法），但是一些人对于帮那些玩脉法作业术的所谓"高手"歌功颂德、津津乐道而且乐此不疲。脉法书籍如《难经》《素问·脉要精微论》，以及《伤寒论》中的《平脉法》《辨脉法》篇，还有《脉经》《脉如》《脉存》等，但凡草草读过一本就知道脉法是什么。但一些人从来不愿意读，只相信愿意相信的。

学中医难在哪里？

中医经典浩如烟海？古文晦涩难懂？应该不是。

中医是生命科学，但有一部分哲学属性，所以学中医难在找方向，难在去伪存真。我常说一句话："中医是站在巨人肩膀上的学问。"我有幸遇到了好的老师，我也希望古训堂将来能帮到更多想学好中医的人。

"破山中贼易，破心中贼难"是王阳明的一句名言。我觉得无论人生还是中医，"破心中贼"都很难。道理是相同的，不破不立。破了假的、空的、玄幻的才能立起真的、实的、有价值的，才能在学习中医这条充满雾霾、荆棘密布的路上"杀"出一条血路，浴火重生！

陈　雷

2020 年 4 月 25 日

目 录

洪脉

滑脉

数脉

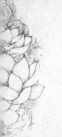

脉法概论

脉法是指通过医者的手指对患者特定部位血液在脉内搏动的力度、速度、节律等多方面的感觉来感受患者的气血状态，四诊合参后进而推断患者的病机层面。

脉法是中医理法方药体系中诊断环节的技术方法之一，被统摄于完整的理论体系之中，不能单独存在。所以说到脉法，一定要有对应的中医理论体系。

《脉经》是西晋太医令王叔和组织编撰的我国最早的脉学专著。《脉经》系统总结了汉以前脉学之成就，汇集《黄帝内经》《难经》《伤寒论》《金匮要略》等经典中的脉理、脉法，结合临床实际，详辨脉象及其主病。本书脉象命名及基本概念参照《脉经》二十四脉，以《伤寒论》中的《平脉法》《辨脉法》，以及《伤寒论》《金匮要略》等条文来详解《脉经》二十四脉每种脉象所体现的病机，旨在将脉法与《伤寒论》六经体系更紧密结合，为《伤寒论》六经体系指导下的中医临床脉诊提供理论参考。

脉法是医者指下对脉的力度、速度、节律等多维度的感觉。把指下感觉用语言文字表述出来有一定的难度，所以本书为每种脉法配了示意图或脉形图，以帮助初学者更好地理解和体会每种脉法的含义。学习脉法要与临床紧密结合，注意体会每种脉法在语言文字表述背后的指下感觉，为临床诊病提供有价值的诊断信息。

病脉是患者气血状态异常时呈现的脉象，准确理解病脉的指下感觉及所主病机之前我们要先了解正常人的脉象。古人描述平人脉象强调"脉有胃气""脉贵有神""脉贵有根"，这些概念具体落实到指下就是从容和缓的感觉。平时可以多去摸身体健康的年轻人的脉象，从而去体会和感受平人脉象。正常人的脉象摸多了，再去摸病脉就很容易感受出来。正常人脉象也体现在脉速、浮沉这些具体的方面。

《素问·平人气象论》中写道："黄帝问曰：平人何如？岐伯对曰：人一呼脉再动，一吸脉亦再动，呼吸定息脉五动，闰以太息，命曰平人。"古人判定脉速的方法是以正常人呼吸速度为标准，一呼一吸脉动五次为正常。现代研究表明，正常人心跳的平均速度为每分钟75次，实际临床把脉可以此为参照。

寸口脉直接感受到的是人体桡动脉内血液搏动的情况，所以脉的本质就是反映人体气血、表里、寒热、虚实的状态。体格壮盛的人脉是有力的，体质虚弱的人脉是偏于无力的；体内有热的人脉速是快的，体内有寒的人脉速偏慢；以表证为所急所苦的人脉是偏浮的，以里证为所急所苦的人脉是偏沉的，这只是一般的规律，临床的患者往往是虚实夹杂、寒热错杂、表里合病。基础病机的组合和偏重不同会使不同的人的脉象呈现出若干种不同的变化。认识到脉诊的基本原理，综合四诊的信息，应用到临床就会让脉诊真正在临床发挥巨大的作用。

把脉的动作

学习中医把脉之前，我们首先要明白把脉把的是什么？从中医角度看是手太阴肺经的手腕附近位置，从解剖学角度看实际就是桡动脉的跳动。所以我们在基本定位后要去找桡动脉的跳动。

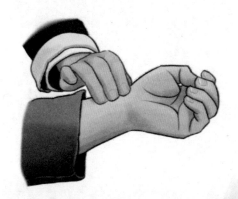

患者坐在医者对侧或把脉手的一侧，医者右手对应患者左手，左手对应患者右手。

食指、中指、无名指分别对应寸脉、关脉、尺脉。

中指定关：用中指找到腕上高骨，实际就是桡骨茎突。三指并拢，食指基本在腕横纹下方，找到桡动脉搏动最明显处。《伤寒论》中以寸关尺对应上中下三焦，或以寸对应表位，关尺对应里位。

如果患者臂长，三指并拢可以松一些；患者臂短，三指并拢可以紧一些。

有些人桡动脉走行在手腕背侧，称为反关脉，临床应注意鉴别。

把脉时医者应气定神闲，不可与患者或学生说话，全神贯注于指下感觉。把脉时间至少持续30秒以上。

把脉的手法

想要了解浮脉的指下感觉，先要明确几个概念，就是浮取、中取、沉取。浮取、中取、沉取总的来说就是把脉时指下用不同力度把到的不同的脉的位置。

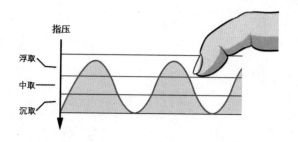

浮、中、沉的说法最早见于《难经》第十八难，"三部者，寸关尺也。九候者，浮中沉也"。

元代医学家滑伯仁曰："轻手取之曰举，重手取之曰按，不轻不重，委曲求之曰寻。"

也有后世医家以寻、举、推、按论之。《素问·脉要精微论》里除了浮、中、沉还有上竟、下竟、内推、外推，合起来是七候。

举可对应浮取，寻可对应中取，按可对应沉取。

《难经》第五难里提出了菽脉法，提出三菽、六菽、九菽、十二菽不同的指下力度。菽指黄豆。一颗黄豆的重量表示一菽，三菽约为 1 克的重量。

古人是想用客观的一个刻度来衡量这种力度。但实际上我们可能在临床也做不到那么精准，主要还是靠自己指下感觉去感受浮、中、沉的不同力度。手轻轻一搭感受到脉搏跳动，就是浮取。稍微用力，在中间的位置，这是中取。再向下用力，摸到骨头上，就属于沉取。根据手指把脉的不同力度，来进行浮、中、沉取，从而感受脉的力度变化。

浮 脉

一、指下感觉

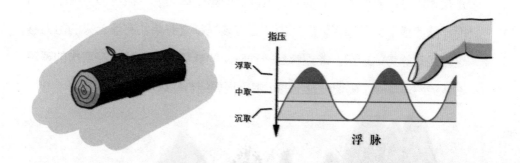

浮 脉

1. 基本感觉

浮，从字面理解，如木浮在水中。木头浮在水里，用手轻轻一搭，肯定还没摸到水，就先摸到木头了，所以浮脉对应气血的状态是脉内的气血浮起来了。

"举之有余"，寻、推、举、按是指把脉的手法。举对应浮取，所以举之有余是指在浮取位用手轻轻一搭就能摸到脉的搏动。如果说手搭上以后摸不到，需要用力向下按才能摸到，那就不是浮脉了。

"按之不足"：浮取，摸到脉以后再往下按，也就是中取或沉取会感觉脉的力度弱了，甚至摸不到了。

如果摸脉轻取即得，但中取、沉取时力度并不减弱，就可能不是浮脉而是别的脉象。因为仅浮取所得的脉象，并不是脉的全貌，不能称为浮脉；所以真正的浮脉一定是浮取、中取、沉取都感受到以后才能得出结论，不应该仅仅在浮取位摸完就下结论。

2. 脉势

浮脉是轻取即得，但不要根据脉动距腕部皮肤的距离来判定是否为浮脉。"浮"从字面理解，如木浮水中，浮起来的意思。这种浮起来的阻力感正是体内气血偏于体表的反应，所以此时感受体表的气血状态会有阻力感。而浮脉的指下感觉除了轻取即得，更应该是举之有余，有浮起来的阻力感，这就是对脉势的理解。能理解到一种脉象的脉势才是对脉法深层次的理解。对脉势的理解除了需要理论上的思考，更要结合临床实践。

二、所主病机

浮脉体现了人体气血偏于表位的状态。人体好比是一个容器，气血偏于表位，则里位的气血减少，所以"举之有余，按之不足"。

1. 病位在表

太阳之为病，脉浮，头项强痛而恶寒（第 1 条）。

太阳病是人体感受风寒邪气后，调动体内气血津液到体表抗邪，体内

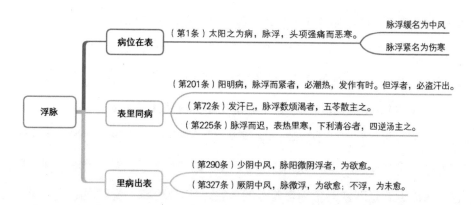

气血到体表抗邪所以呈现出"举之有余"，体内气血到体表抗邪后体内的气血相对虚少所以呈现出"按之不足"。

打个比喻，把人体比喻成一个国家，把气血比喻成一个国家的军队。当国家有外敌（邪气）来袭，国家就会把平时在城内维持治安的地方军（体内的气血）派到边境变成边防军（体表的气血）。这时候边防军兵力增加了而国家内部的地方军兵力减少了，对应到人体就是体表抗邪的气血多了，而体内的气血相对变少了。

所以太阳病的脉象表现是浮脉。

2. 表里同病

（1）阳明病，脉浮而紧者，必潮热，发作有时。但浮者，必盗汗出（第201条）。

阳明病的本质是里有热，热性趋上，热性趋表，里热重了往往熏蒸于表，气血随里热而达表。所以阳明病的脉浮是里热熏蒸而气血上浮于表所产生的，本质是既有里热又有表热。

（2）发汗已，脉浮数烦渴者，五苓散主之（第72条）。

五苓散是里有水饮，水饮内盛于里，津亏而生热，在里位是水热互结同时兼有表寒，所以用桂枝解表。五苓散是典型的表里同病，里位的水盛津亏化热呈现数脉，用茯苓、白术温化水饮而恢复正常津液的输布。表证气血升浮呈现浮脉，所以最终表现为浮数的综合脉象。

（3）脉浮而迟，表热里寒，下利清谷者，四逆汤主之（第225条）。

四逆汤也出现了一个脉浮，"脉浮而迟"。迟脉，比缓脉还要慢，表示体内有寒、津血亏虚。四逆汤由附子、干姜、炙甘草组成，温中补虚、回阳救逆，所以迟脉是四逆汤里虚寒应有的脉象。"表热里寒"说明里寒重，阳虚而虚阳浮越于表，里寒津血亏虚，津亏不能濡润所产生的一个虚阳上浮的表热，所以在迟脉的基础上出现了浮脉。

四逆汤证是表里同病以里为主出现了浮而迟的脉象。

也就是说，只要有气血充斥于体表，就可能出现浮脉。但是这个气血充斥体表，可能的原因比较多。可能是单纯的表证，可能是表里合病，可能是里病为主兼有表证。但不管哪种情况出现浮脉一定有表证。

此外，若阴虚不能敛阳，阳浮于外；血虚不能内守，气越于外也可能表现出浮脉。

3. 里病出表

（1）少阴中风，脉阳微阴浮者，为欲愈（第290条）。

（2）厥阴中风，脉微浮，为欲愈；不浮，为未愈（第327条）。

这两个条文都是以脉是否呈现浮象来判断疾病的转归，第290条讲少阴中风，如果尺脉浮则欲愈。第327条讲厥阴中风，如果脉微浮则欲愈。判断疾病转归一方面是从症状上看是否有好转，另一方面可以从脉象上看患者气血的状态。浮为阳之脉，脉象呈现浮象说明阴病转阳；浮为表之脉，脉象呈现浮象说明里病出表。

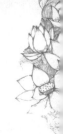

浮脉表示患者里病出表，病邪将愈，在《平脉法》《辨脉法》中都有论述。

《平脉法》："假令病人云腹中卒痛，病人自坐，师到脉之，浮而大者，知其差也。何以知之？若里有病者，脉当沉而细，今脉浮大，故知愈也。"

病人自诉腹部突然疼痛，如果疼痛较剧，必不能安然自坐。患者腹内疼痛，是病在里。里有病，脉应当沉而细，而脉象浮大，是阴证见阳脉。医者通过望诊和切诊得知病人疾病将愈。

《辨脉法》中提到："问曰：脉有阴阳，何谓也？答曰：凡脉大、浮、数、动、滑，此名阳也；脉沉、涩、弱、弦、微，此名阴也。凡阴病见阳脉者生，阳病见阴脉者死。"

浮脉属阳，"阴病见阳脉者生"，所以少阴中风或厥阴中风见浮脉为欲愈。

三、其他情况

通过其他非病理情况会出现浮脉的描述，我们可以看出古人不仅思维缜密而且非常客观，所以我们今天学习脉法也要全面考虑到各种情况对脉象

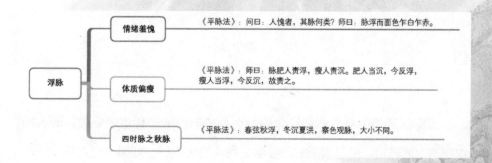

浮脉	情绪羞愧	《平脉法》：问曰：人愧者，其脉何类？师曰：脉浮而面色乍白乍赤。
	体质偏瘦	《平脉法》：师曰：脉肥人责浮，瘦人责沉。肥人当沉，今反浮，瘦人当浮，今反沉，故责之。
	四时脉之秋脉	《平脉法》：春弦秋浮，冬沉夏洪，察色观脉，大小不同。

所产生的影响，不可拘泥。

（1）情绪羞愧时脉现浮象

《平脉法》："问曰：人愧者，其脉何类？师曰：脉浮而面色乍白乍赤。"

人羞愧时，气血紊乱，故脉见虚浮，属于情绪变化的暂时现象，不属于病态。

（2）体质偏瘦脉现浮象

《平脉法》："师曰：脉肥人责浮，瘦人责沉。肥人当沉，今反浮，瘦人当浮，今反沉，故责之。"

体质偏瘦的人血管表浅，脉易呈浮象。

（3）四时脉中秋脉为浮

《平脉法》里讲："春弦秋浮，冬沉夏洪，察色观脉，大小不同。"

人与天地相应，四时气候的变化，势必影响到人，故脉随四时而有变化，呈现多种多样的形态。古人认为四时脉象为春天脉弦，秋天脉浮，冬天脉沉，夏天脉洪。

为什么秋天脉浮？

从夏天到冬天，是阳气逐渐潜藏收敛的过程，人亦应之。所以秋季脉会由洪转浮，脉体外浮。完全潜藏则营卫俱藏于里，到冬季脉则为沉。

所以人的脉象从四时的角度看，在秋季会略微偏浮。

四、临证思考

太阳病的浮脉是人体调动体内气血抵御邪气的一种生理反应，而太阳本病的时间较短，所以太阳病的浮脉是发作性出现的。如果一个人脉象经常是浮的，往往是表里同病，以里位的寒热为主而兼有表证。

热盛熏蒸气血浮于外或邪客于表、气血浮于体表抗邪则脉浮为实。若正气虚弱，气血外越之则脉浮为虚。一虚一实，以按之有力无力区分。

芤 脉

一、指下感觉

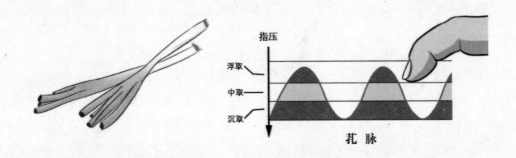

芤 脉

1. 基本感觉

芤，葱的别名，所以芤脉指下感觉与按大葱的感觉相似。

"浮大而软"：芤脉的感觉就和按大葱的感觉类似，只不过是按一棵偏软的大葱。应指而有，浮取时与浮脉的感觉一样，中取是中空的感觉，摸不到，沉取又能摸到，所以说"按之中央空，两边实"。

芤脉与浮脉的异同点：

相同之处是都是举之有余，浮取的感觉一样；不同之处是浮脉按之不

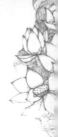

足，浮脉中取和沉取减弱或按不到，而芤脉中取是空的但沉取位能摸到。

2. 脉势

脉道里的血少，所以芤脉要体会葱管的中空感，同时轻取即得，类似浮脉，脉力较软。

二、所主病机

芤脉为中空之脉，血虚津亏，脉道空虚，所以芤脉主津亏。

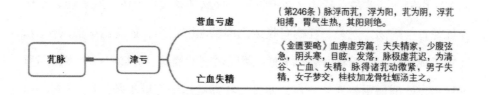

芤脉 —— 津亏

营血亏虚：（第246条）脉浮而芤，浮为阳，芤为阴，浮芤相搏，胃气生热，其阳则绝。

亡血失精：《金匮要略》血痹虚劳篇：夫失精家，少腹弦急，阴头寒，目眩，发落，脉极虚芤迟，为清谷、亡血、失精。脉得诸芤动微紧，男子失精，女子梦交，桂枝加龙骨牡蛎汤主之。

1.营血亏虚

从"按之中央空，两边实"这种描述，我们可以感觉到血脉中津血亏虚，说明体内营血不足。

脉浮而芤，浮为阳，芤为阴，浮芤相搏，胃气生热，其阳则绝（第246条）。

"芤为阴"，芤反映阴血不足。"浮芤相搏"说明卫阳在体表上相对充盛，但又有阴血不足。相搏就是指这两种情况同时出现，卫阳又盛，津血亏虚也重。这种情况往往是阴虚燥热，阴血越来越少，不能濡润则生燥热，燥热反过来又耗伤阴血，这就是相搏的状态。反过来说，燥伤津血，津血少又生燥热，如此反复，津亏至极则阳绝。

2.亡血失精

伤精为伤营之甚，所以亡血失精等津亏较重的情况也会出现芤脉。

《金匮要略》血痹虚劳篇：夫失精家，少腹弦急，阴头寒，目眩，发落，脉极虚芤迟，为清谷、亡血、失精。脉得诸芤动微紧，男子失精，女子梦交，桂枝加龙骨牡蛎汤主之。

"脉极虚芤迟"：虚、芤、迟都是虚脉、阴脉，表示体内津血不足、虚寒的状态，也就是"清谷、亡血、失精"。"脉得诸芤动微紧"可能是芤脉，可能是动脉，可能是微脉，也可能是紧脉，都是津血不足虚寒的脉象。男子失精，指男子的遗精、梦遗。女子梦交，指女性肾虚精亏的一些表现。用桂枝加龙骨牡蛎汤，龙骨、牡蛎有收敛固涩精血的作用，还有清虚热的作用，牡蛎是咸寒的，还能利小便补津血。所以对这种梦遗、失精有一个收敛固涩的作用，同时最重要还有一点，龙骨、牡蛎都属于石散类药，在《伤寒论》里石散类药有补益精血的作用。

三、临证思考

芤脉为中空之脉，总属正虚津亏，所以浮取和沉取较软。如果浮取和沉取较硬则为革脉，在正虚基础上有水饮等实邪存在，临床需鉴别。

洪 脉

一、指下感觉

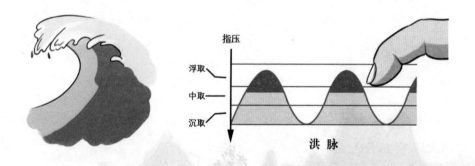

洪 脉

1. 基本感觉

洪，从字面上理解，如洪水一般来势宏大。"极大在指下"，理解文字中"大"的含义，去和"小"对比。这个脉的大小指脉形的大小，极大就是脉形特别大的感觉。

洪脉除了脉形大，还有浮的特点，浮而大。浮脉是举之有余，按之不足。那洪脉呢？在脉形大的情况下，它是偏浮的。如果说不是浮这种大，上下都大，那可能就属于实脉了。所以说洪脉是大而偏浮。

2. 脉势

洪脉在指下的感觉除了浮而大，主要是有一种洪水来势汹涌的感觉，呈现里热盛向外熏蒸之势。

二、所主病机

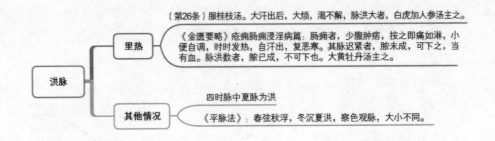

（第26条）服桂枝汤。大汗出后，大烦，渴不解，脉洪大者，白虎加人参汤主之。

里热 《金匮要略》疮痈肠痈浸淫病篇：肠痈者，少腹肿痞，按之即痛如淋，小便自调，时时发热，自汗出，复恶寒。其脉迟紧者，脓未成，可下之，当有血。脉洪数者，脓已成，不可下也。大黄牡丹汤主之。

洪脉

四时脉中夏脉为洪

其他情况 《平脉法》：春弦秋浮，冬沉夏洪，察色观脉，大小不同。

里热壅盛

（1）服桂枝汤。大汗出后，大烦，渴不解，脉洪大者，白虎加人参汤主之（第26条）。

桂枝汤发汗的原则是"遍身微微汗出，勿令发大汗"，不能发大汗。为什么服了桂枝汤发大汗？可能桂枝汤喝多了，或者是覆被时间太长出大汗了，或者其他原因出大汗以后转成阳明，出现了大烦渴不解、脉洪大的里热证。所以这是一个里热炽盛的表现，热性趋上趋表，里热了，它会充斥于体表，会往表走。在气血的状态上，它也会往上走。所以这个时候，它除了浮之外，还会出现一个大，因为气血受实火实热熏蒸而壅盛于表。

（2）《金匮要略》疮痈肠痈浸淫病篇：肠痈者，少腹肿痞，按之即痛如淋，小便自调，时时发热，自汗出，复恶寒。其脉迟紧者，脓未成，可下

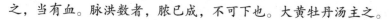

之，当有血。脉洪数者，脓已成，不可下也。大黄牡丹汤主之。

"肠痈者，少腹肿痞，按之即痛如淋"，指的是少腹按之疼痛，疼痛的感觉好像淋证的那种疼痛。但"小便自调"，小便是正常的，而淋证小便是异常的，所以就排除了淋证。"时时发热，自汗出，复恶寒"，这是肠痈初起的状态，又怕冷，又发热。"其脉迟紧者，脓未成，可下之，当有血，脉洪数者，脓已成，不可下也，大黄牡丹汤主之"，大黄牡丹汤是《金匮要略》里治疗肠痈初起的一个方子，里面有桃仁还有芒硝，可以化瘀散结攻下。"脓未成可下之"用大黄牡丹汤。"脉洪数者脓已成，不可下也"，脉洪数的话不能用大黄牡丹汤，要用的是本条前面的条文讲的薏苡附子败酱散，薏苡附子败酱散是热盛脓已成。如果说脓已经形成你还用大黄牡丹汤的话会怎么样？本来没穿孔，用大黄牡丹汤攻下反倒穿孔了。所以说，本条的洪脉，是说脓已成，也就是它已经热盛了，阳明的实火实热再往下传就传到痈脓的阶段。

所以，洪脉所主的是里热壅盛于表，在表位上呈现出一种气血如洪水般洪大的状态。

三、其他情况

四时脉中夏脉为洪。

《平脉法》里讲："春弦秋浮，冬沉夏洪，察色观脉，大小不同。"人与天地相应，四时气候的变化，势必影响到人，故脉随四时而有变化，呈现多种多样的形态。古人认为四时脉象为春天脉弦，秋天脉浮，冬天脉沉，夏天脉洪。

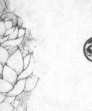

为什么夏天脉洪?

春季阳气开始升发,但冬寒未完全退去,至夏季阳气隆盛,没有了冬寒的束缚,万物荣茂,气血洪盛故脉呈洪象。所以人的脉象从四时的角度看在夏季会略微偏洪。

四、临证思考

切诊洪脉时,指下有洪大、来势汹涌之势,所主病机也是阳明的实火实热,热势洪大,熏蒸于外。数脉、滑脉均主里热,可见于虚热、实热、虚实夹杂之热等各种情况,而洪脉则见于阳明的实火实热。

滑　脉

《脉经》：滑脉，往来前却流利，展转替替然，与数相似。（一曰浮中如有力，一曰漉漉如欲脱）

一、指下感觉

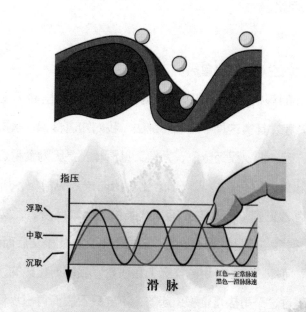

滑脉

1. 基本感觉

滑，从字面来理解是润滑、流利的意思，与涩滞相对应，在指下的感觉应该是润滑流畅的。

"往来前却流利，展转替替然"是指经脉畅行流利，气血充盛之象。"与数相似"，数脉一息六七至，滑脉与数脉相似，说明滑脉脉率较快。综上所述，滑脉指下应为辗转流利，运行顺畅而略快之脉象。

2. 脉势

滑脉脉速与数脉相似都比较快，但数脉只是速度快，而滑脉除了脉速快外，还要有指下流利、润滑的感觉。

二、所主病机

滑脉所主的主要病机是里热。

关于滑脉的病机，后世的医家根据前人论述总结出除了主里热还主食积、水饮痰凝等。其实这是不准确的说法，我们知道食积、水饮痰凝等邪实表现常见沉、迟、细、涩等脉象，为何又见滑脉？是因为食积、水饮这些病机可见多种脉象，只有这些邪气郁结化热的时候才见滑象，所以要注意分辨。例如，有人见到《伤寒论》第256条讲"脉数而滑者，实也，此有宿食"，就得出宿食一定是滑脉的论断。根据上下文，此条文后面讲"下之愈，宜大承气汤"可知，这一条讲的实际上是宿食以后郁而化热的，根本病机还是里热。只不过这个里热是食积引起的，不要只看表面得出食积见滑脉的错误结论。

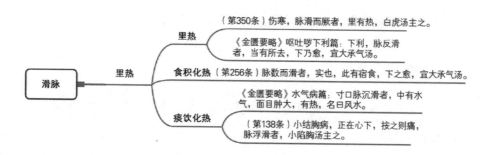

里热
里热
（第350条）伤寒，脉滑而厥者，里有热，白虎汤主之。
《金匮要略》呕吐哕下利篇：下利，脉反滑者，当有所去，下乃愈，宜大承气汤。
食积化热　（第256条）脉数而滑者，实也，此有宿食，下之愈，宜大承气汤。
痰饮化热
《金匮要略》水气病篇：寸口脉沉滑者，中有水气，面目肿大，有热，名曰风水。
（第138条）小结胸病，正在心下，按之则痛，脉浮滑者，小陷胸汤主之。

1. 里热

（1）伤寒，脉滑而厥者，里有热，白虎汤主之（第350条）。

厥证是指四肢手脚冰凉。厥证病机是各种原因引起的阳气不达四末，有气厥、水厥、寒厥、火厥等不同情况，白虎汤证的厥属于火厥。如何得知是火厥？脉诊是判定厥证类型的参考依据之一。滑脉主里热，如果四肢手脚冰凉而脉滑，表明里位有热为火厥，白虎汤主之。

（2）《金匮要略》呕吐哕下利篇：下利，脉反滑者，当有所去，下乃愈，宜大承气汤。

大承气汤出现在下利中的条文是很多的。但是下利可能有很多病机，有里虚寒的下利，有热利，还有虚实夹杂、寒热错杂的下利。本条是从脉象来推断下利的类型，虚寒下利的脉象应该是沉迟的，脉反滑分析出是有里热，是里热的这种下利，所以用大承气汤通因通用，用苦寒清下之法去治疗这种热利。

2. 食积化热

（1）脉数而滑者，实也，此有宿食，下之愈，宜大承气汤（第256条）。

脉数而滑，数脉与滑脉均主里热，结合四诊其他信息判断为里实，故以大承气汤攻下。此条看似病机为宿食，但从用方来看实则是宿食郁结化热才呈现出的滑脉，不要错误理解为宿食，即表现为滑脉。

3. 痰饮化热

（1）《金匮要略》水气病篇：寸口脉沉滑者，中有水气，面目肿大，有热，名曰风水。

本条论述了水饮可见滑脉，我们要理解不是水饮见滑脉，而是水饮郁而化热才见滑脉。"寸口脉沉滑者，中有水气"，有水饮所以脉沉，"有热"说明水饮化热，所以脉沉滑。

（2）小结胸病，正在心下，按之则痛，脉浮滑者，小陷胸汤主之（第138条）。

小结胸病核心病机是痰凝，但不能说痰凝就是滑脉。小陷胸汤的组成有黄连、全栝楼，这些都是苦寒的药物，所以这里的滑脉是痰凝郁结化热所致。

三、滑脉与怀孕的关系

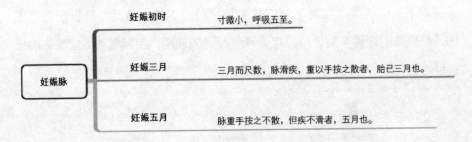

妊娠脉	妊娠初时	寸微小，呼吸五至。
	妊娠三月	三月而尺数，脉滑疾，重以手按之散者，胎已三月也。
	妊娠五月	脉重手按之不散，但疾不滑者，五月也。

提到滑脉很多人会联系到喜脉，就是妇人怀孕时的脉象。古书上确实有这方面的记载，人们口口相传，就形成了滑脉就是喜脉这样一种说法。

古时候通过把脉来判定妇人是否怀孕确实是一个客观存在的情况，无论古代还是现代，人们都有判定妇人是否怀孕的需求。随着现代科技发达，我们可以通过 B 超等仪器或实验室检查很容易判定女性是否怀孕。古时候没有这些先进的医疗设备，但人们又有这方面的需求，就需要用其他方法来判定。我们看史书上有记载，太医有一个重要的任务，就是要通过把脉来判断皇妃是否怀孕。我们通过学习《平脉法》《辨脉法》这些古时候脉法书籍和内容，会发现古人非常重视四诊合参。《辨脉法》里记载医生去给病人把脉，同时会仔细观察病人的状态，包括病人坐姿、情绪等。古人是综合判定病人身体状况，怀孕也是一样。怀孕除了脉象的变化，还会有很多其他方面的变化。例如是否来月经？是否有孕后的呕吐，食物口味偏好的变化等。这些信息古人都会收集把握到，通过综合信息才能准确判断其是否怀孕。

对于那些认为滑脉就是怀孕的想法，我们再设想一个问题，滑脉本身是 28 种病脉之一，如果单凭把脉来判断是否怀孕，如何判定这个人不是有病的滑脉而是怀孕的滑脉呢？所以判断一个人是否怀孕，一定是要结合望诊等四诊的信息来判定。古人单凭把脉来判定一个人是否怀孕其实是一种误传。

我们看一下《脉经》里记述的妊娠脉的条文，"妊娠初始，寸微小，呼吸五至。"刚怀孕的时候，寸脉是微小的，一息五至，比平脉速度略快。"妊娠三月，三月而心数，脉滑疾，重以手按之散者，胎已三月也。"当怀孕三个月的时候尺脉是比较快的，这时候确实有关于滑的记载，用力的话这个脉就散开了。"妊娠五月，脉重手按之不散，但疾不滑者，五月也。"到五个月脉不滑了只是速度快。通过这一段论述，我们看到在怀孕不同时期，呈现的脉象也是不同的，怀孕不同时期表现出来的症状也是不同的。所以把不同的症状和不同的脉象结合起来就可以推测出这名女性是否怀孕，以及怀孕的时间长短。

数 脉

《脉经》：数脉，去来促急。（一曰一息六七至，一曰数者进之名）

一、指下感觉

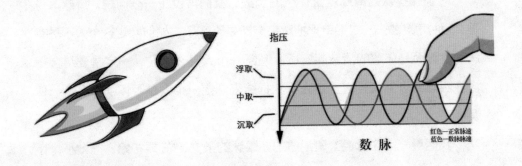

数 脉

红色—正常脉速
蓝色—数脉脉速

1. 基本感觉

数在此处读 shuò，本义是屡次。在这里指快的意思。从脉的命名来看，数脉在指下呈速率较快的感觉。《脉经》里说去来促急，一息六七至，也是具体描述了数脉较快的频次。如果说浮沉是通过指下的力度来区别，数迟就是通过指下的速度来区别。所以脉象是手指对脉搏力度、速度、其他感觉等多维度的综合感受。

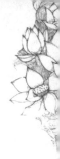

2. 脉势

数脉泛指脉的速率较快，病机主热，可以通过脉有力无力来分辨虚热和实热。

二、所主病机

热迫血行，体内有热会促使脉率加快。所以数脉主热，数脉所主之热可分为表热和里热，里热又可分为实热和虚热（客热）。

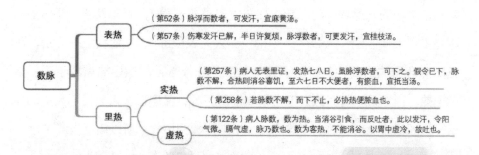

数脉
- 表热
  - （第52条）脉浮而数者，可发汗，宜麻黄汤。
  - （第57条）伤寒发汗已解，半日许复烦，脉浮数者，可更发汗，宜桂枝汤。
- 里热
  - 实热
    - （第257条）病人无表里证，发热七八日。虽脉浮数者，可下之。假令已下，脉数不解，合热则消谷喜饥，至六七日不大便者，有瘀血，宜抵当汤。
    - （第258条）若脉数不解，而下不止，必协热便脓血也。
  - 虚热
    - （第122条）病人脉数，数为热。当消谷引食，而反吐者，此以发汗，令阳气微。膈气虚，脉乃数也。数为客热，不能消谷。以胃中虚冷，故吐也。

1. 主外热

（1）脉浮而数者，可发汗，宜麻黄汤（第52条）。

（2）伤寒发汗已解，半日许复烦，脉浮数者，可更发汗，宜桂枝汤（第57条）。

《伤寒论》第3条里说："太阳病，或已发热，或未发热，必恶寒。"说明太阳病的发热早期可以出现，也可以不出现。但随着病情的发展，人体调动体内气血到体表抗邪，体表卫阳呈现相对的壅盛而发热。病情进一步发展还可能传入阳明。所以当太阳病早期没有发热的时候脉浮缓或浮紧，不会出现数脉。而当太阳病有发热表现的时候往往脉呈数象，数脉可以出现在太阳病有发热症状的时候。所以第 52 条麻黄汤证和第 57 条桂枝汤证都可以出现脉浮数。

2. 主里热

（1）实热

①病人无表里证，发热七八日。虽脉浮数者，可下之。假令已下，脉数不解，合热则消谷喜饥，至六七日不大便者，有瘀血，宜抵当汤（第 257 条）。

第 257 条中也出现了脉浮数，此脉浮数应与第 57 条桂枝汤的脉浮数相鉴别，本条的脉浮数中的浮脉主热（里热熏蒸于表），而非表证。浮脉主热还是主表如何区别？第 257 条中说"病人无表里证"，从症状上来区别，可见脉症合参的重要性。所以第 257 条中的脉浮数，浮指里热熏蒸于表，数指里热，浮数合指有里热。但苦寒攻下病不解，又出现了六七日不大便的症状，推断是瘀血所导致的发热而使脉呈现浮数的热象，所以用抵当汤主之。

②若脉数不解，而下不止，必协热便脓血也（第 258 条）。

本条应与第 257 条合起来理解，第 257 条"脉数，消谷喜饥，六七日不大便"为瘀血而致里热，宜活血清热；第 258 条"脉数，下利不止"，是里热盛，热迫血行所致便脓血。

（2）虚热（客热）

病人脉数，数为热。当消谷引食，而反吐者，此以发汗，令阳气微。膈气虚，脉乃数也。数为客热，不能消谷。以胃中虚冷，故吐也（第 122 条）。

"病人脉数，数为热"，张仲景在这一条里明确告诉我们数脉所主病机

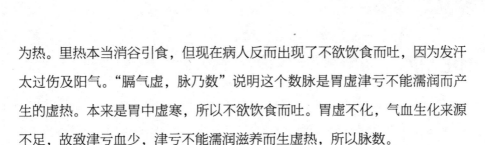

为热。里热本当消谷引食，但现在病人反而出现了不欲饮食而吐，因为发汗太过伤及阳气。"膈气虚，脉乃数"说明这个数脉是胃虚津亏不能濡润而产生的虚热。本来是胃中虚寒，所以不欲饮食而吐。胃虚不化，气血生化来源不足，故致津亏血少，津亏不能濡润滋养而生虚热，所以脉数。

三、临证思考

滑脉与数脉类似，病机都主里热，细微的差别应结合四诊，临床不能单靠脉象，脉象反映的是当下气血的状态。滑脉主痰饮、食积等实邪郁而化热较多。数脉也主里热，但数脉热伤津的层面大，进而表现出虚象的情况较多。我们学习脉法的时候要掌握脉象所主病机，但是整体人的病机要靠四诊合参，综合分析。

促 脉

《脉经》：促脉，来去数，时一止复来。

一、指下感觉

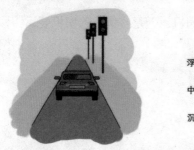
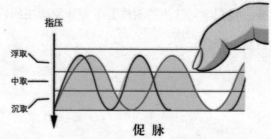

促 脉

1. 基本感觉

促，首先从字面上来理解，指仓促、局促，速率较快但不匀速，且有仓促之势。"来去数"说明促脉速率较快。"时一止复来"，指速率较快的脉偶尔不规则，有停顿。综合以上描述，促脉在指下的感觉应该是速率较快，不规则有停顿，总体是指下呈仓促的感觉。

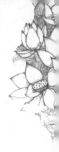

2. 脉势

促脉的指下感觉主要从速度、节律两个维度去体会，从速度的角度体会是较快；从节律的角度的体会是不匀速，速度快时有一止，同时指下感觉到脉搏有仓促、急迫之势。

二、所主病机

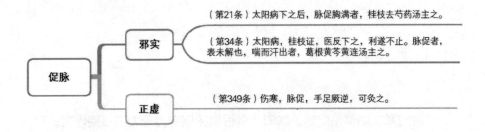

1. 邪实

（1）太阳病下之后，脉促胸满者，桂枝去芍药汤主之（第21条）。

太阳病误下引邪入里，因表寒而致机体抗邪产生发热，所以脉速快，邪阻气血故数而一止，形成促脉。

（2）太阳病，桂枝证，医反下之，利遂不止。脉促者，表未解也，喘而汗出者，葛根黄芩黄连汤主之（第34条）。

葛根芩连汤证素有里热，病人太阳病误下而致湿热下注。有里热故脉数，湿邪阻遏故数有一止，所以呈现促脉。

2. 正虚

伤寒，脉促，手足厥逆，可灸之（第349条）。

上一讲我们讲数脉时讲到《伤寒论》第122条"此以发汗，令阳气微，膈气虚，脉乃数也"，胃虚不能濡润可见虚热的数脉，此数脉为虚数。阳虚到一定程度，气血不能濡润滋养，虚热而数，气血亏虚不能为继故时有一止，出现了虚数而一止的促脉。第349条的脉促，手足厥逆，用灸法回阳对治手足厥逆，其中脉象是气血不足因虚而形成数而一止的促脉。

三、临证思考

正虚与邪实均可见促脉，临床可以根据脉象有力无力来鉴别虚实。

弦 脉

《脉经》：举之无有，按之如弓弦状。（一曰如张弓弦，按之不移，又曰浮紧为弦）

一、指下感觉

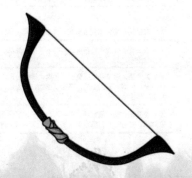

1. 基本感觉

弦是系在弓两端的、能发箭的绳状物。所以弦脉的特点一是较硬，一是有弹性。"按之如弓弦状"是指弦脉指下的感觉和弓弦的感觉类似，抵抗力较强且有弹性。

2. 脉势

体内有水邪或寒邪阻遏血液在脉道内运行，正邪相搏，所以弦脉呈现出抵抗力较强且有弹性的感觉。

二、所主病机

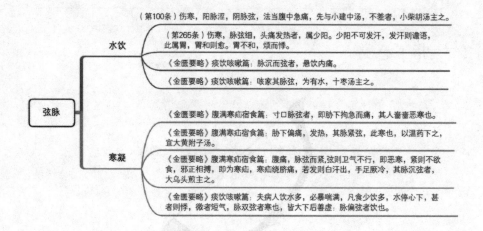

水饮

（第100条）伤寒，阳脉涩，阴脉弦，法当腹中急痛，先与小建中汤，不差者，小柴胡汤主之。

（第265条）伤寒，脉弦细，头痛发热者，属少阳。少阳不可发汗，发汗则谵语，此属胃，胃和则愈。胃不和，烦而悸。

《金匮要略》痰饮咳嗽篇：脉沉而弦者，悬饮内痛。

《金匮要略》痰饮咳嗽篇：咳家其脉弦，为有水，十枣汤主之。

弦脉

寒凝

《金匮要略》腹满寒疝宿食篇：寸口脉弦者，即胁下拘急而痛，其人啬啬恶寒也。

《金匮要略》腹满寒疝宿食篇：胁下偏痛，发热，其脉紧弦，此寒也，以温药下之，宜大黄附子汤。

《金匮要略》腹满寒疝宿食篇：腹痛，脉弦而紧，弦则卫气不行，即恶寒，紧则不欲食，邪正相搏，即为寒疝，寒疝绕脐痛，若发则白汗出，手足厥冷，其脉沉弦者，大乌头煎主之。

《金匮要略》痰饮咳嗽篇：夫病人饮水多，必暴喘满，凡食少饮多，水停心下，甚者则悸，微者短气，脉双弦者寒也，皆大下后善虚；脉偏弦者饮也。

寒饮相类，寒饮并见，所以临床见弦脉一般是有寒邪，或饮邪，或二者并见，寒饮并见或以寒邪为主，或以饮邪为主，需四诊合参来判定寒和饮的偏重。

1. 水饮

（1）伤寒，阳脉涩，阴脉弦，法当腹中急痛，先与小建中汤，不差者，小柴胡汤主之（第100条）。

"阳脉涩，阴脉弦"，阳指寸脉，阴指尺脉。"建中"即建立中焦津液，

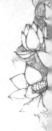

津血不足所以寸脉涩，中焦虚不能制化水饮所以有痰饮而脉弦。

（2）伤寒，脉弦细，头痛发热者，属少阳。少阳不可发汗，发汗则谵语，此属胃，胃和则愈。胃不和，烦而悸（第265条）。

"胃和则愈"说明少阳病核心病机为胃不和。胃不和所以血少而脉细，胃不和则中焦不能制化水饮所以脉弦。

（3）《金匮要略》痰饮咳嗽篇：脉沉而弦者，悬饮内痛。

体内有悬饮所以脉弦。

（4）《金匮要略》痰饮咳嗽篇：咳家其脉弦，为有水，十枣汤主之。

支饮常见脉弦。

2. 寒凝

（1）《金匮要略》腹满寒疝宿食篇：寸口脉弦者，即胁下拘急而痛，其人啬啬恶寒也。

（2）《金匮要略》腹满寒疝宿食篇：胁下偏痛，发热，其脉紧弦，此寒也，以温药下之，宜大黄附子汤。

这两个条文都是寒邪凝滞导致气血运行不畅，不通则痛，所以脉弦。

（3）《金匮要略》腹满寒疝宿食篇：腹痛，脉弦而紧，弦则卫气不行，即恶寒，紧则不欲食，邪正相搏，即为寒疝，寒疝绕脐痛，若发则白汗出，手足厥冷，其脉沉弦者，大乌头煎主之。

卫气不行是指体表上的津血不足，失于防御故恶寒。寒邪袭表，正虚邪实以表寒为主所以脉弦。大乌头煎是里位阳气不足，津血虚寒，所以表现为脉沉弦。

（4）《金匮要略》痰饮咳嗽篇：夫病人饮水多，必暴喘满，凡食少饮多，水停心下，甚者则悸，微者短气，脉双弦者寒也，皆大下后善虚；脉偏弦者饮也。

"皆大下后善虚"是指误下后中焦胃虚，胃虚不能制化水饮。"脉双弦者寒也，脉偏弦者饮也"，大下后胃虚，寒饮并见，脉双弦是指两侧脉弦以寒为主，兼见脉呈弦象以饮为主。通过这一条我们可以进一步理解弦脉的脉势，体内有水饮，湿邪黏腻，阻遏血液在脉道运行，正邪相搏所以脉呈弦象。如果同时伴有较重寒邪，寒邪凝滞进一步阻遏血行，弦象会更加明显。

三、其他情况

四时脉中春脉为弦。

《平脉法》里讲："春弦秋浮，冬沉夏洪，察色观脉，大小不同。"人与天地相应，四时气候的变化，势必影响到人，故脉随四时而有变化，呈现多种多样的形态。古人认为四时脉象为春天脉弦，秋天脉浮，冬天脉沉，夏天脉洪。为什么春天脉弦？因为春天气温由寒变暖，阳气开始升发，然而冬寒未完全退去，生发向上之气，与外寒闭阻之气相争；故春太寒，万物生长缓慢，春过暖，生长过快；而人之气血应天气，气血上升，然天气尚寒，上升之气与闭阻之气抗争，当升而不能顺畅故出现弦象。

四、临证思考

弦脉临床多见于水饮或寒邪，但也可见于正虚邪实以邪实为主的情况。这里可以分别从人体表里两个层面来理解，在里人体是个容器，血少了水就多了，津亏与水饮往往同时并见，所以弦脉往往见于里位津亏饮盛以饮盛为主的情况。在表津血不足失于防御，故风寒入中，所以弦脉见于表位的津亏而表寒入中以表寒为主的情况。

弦脉主寒，常与紧脉并见，即脉沉紧，弦脉主饮，常与沉脉并见，即脉沉弦。

紧 脉

一、指下感觉

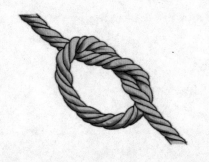

1. 基本感觉

紧，从字面理解，是指紧张的状态，像绳子拧紧的感觉。"切绳""转索"是指脉的搏动，好像转动的绳索，左右弹指不定，绳索拧在一起，像麻花一样，凸凹不平。

2. 脉势

紧脉主寒主饮，我们可以把紧脉想象成脉道和脉内血液受寒收引、凝

38

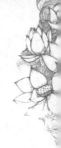

涩的状态，也可以比喻成冬天电线受寒收缩、紧绷的状态。脉道内的血液受寒收引、凝滞，所以凸凹不平像转动的绳索。津液受寒则为水饮，寒饮相类，水饮的性质是黏腻重浊，所以紧脉往往是寒饮并见时出现。

二、所主病机

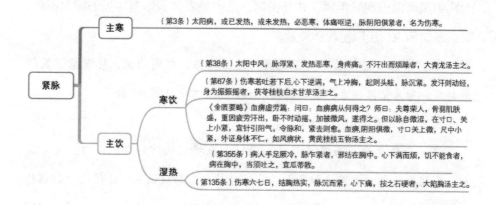

紧脉主要病机图解：

- 紧脉
  - 主寒
    - 〔第3条〕太阳病，或已发热，或未发热，必恶寒，体痛呕逆，脉阴阳俱紧者，名为伤寒。
  - 主饮
    - 寒饮
      - 〔第38条〕太阳中风，脉浮紧，发热恶寒，身疼痛。不汗出而烦躁者，大青龙汤主之。
      - 〔第67条〕伤寒若吐若下后，心下逆满，气上冲胸，起则头眩，脉沉紧。发汗则动经，身为振振摇者，茯苓桂枝白术甘草汤主之。
      - 《金匮要略》血痹虚劳篇：问曰：血痹病从何得之？师曰：夫尊荣人，骨弱肌肤盛，重因疲劳汗出，卧不时动摇，加被微风，遂得之。但以脉自微涩，在寸口、关上小紧，宜针引阳气，令脉和，紧去则愈。血痹，阴阳俱微，寸口关上微，尺中小紧，外证身体不仁，如风痹状，黄芪桂枝五物汤主之。
    - 湿热
      - 〔第355条〕病人手足厥冷，脉乍紧者，邪结在胸中。心下满而烦，饥不能食者，病在胸中，当须吐之，宜瓜蒂散。
      - 〔第135条〕伤寒六七日，结胸热实，脉沉而紧，心下痛，按之石硬者，大陷胸汤主之。

　　寒饮相类，紧脉主要病机是寒和饮，临床的实际情况往往寒饮并存，有的病人偏寒，有的偏饮，有的寒饮并重。为了更清晰表述紧脉所主病机，我们把主寒和主饮分开论述，但实际临床二者往往并见，不可不知。

1. 主寒

　　太阳病，或已发热，或未发热，必恶寒，体痛呕逆，脉阴阳俱紧者，名为伤寒（第3条）。

　　寒性收引，太阳病感受寒邪，寒邪困束于脉道，经脉气血不得畅达，拘急而成转索之紧象。

2. 主饮

（1）寒饮

①太阳中风，脉浮紧，发热恶寒，身疼痛。不汗出而烦躁者，大青龙汤主之（第38条）。

中风是指体表津血不足，失于防御。紧是指表上寒饮困束脉道。所以太阳中风可以出现脉浮紧，并非错简，此时患者体表既有中风的津血不足，又有寒饮困束，所以呈现脉浮紧。

②伤寒若吐若下后，心下逆满，气上冲胸，起则头眩，脉沉紧。发汗则动经，身为振振摇者，茯苓桂枝白术甘草汤主之（第67条）。

体内有寒饮，所以脉沉紧。

③《金匮要略》血痹虚劳篇：问曰：血痹病从何得之？师曰：夫尊荣人，骨弱肌肤盛，重因疲劳汗出，卧不时动摇，加被微风，遂得之。但以脉自微涩，在寸口、关上小紧，宜针引阳气，令脉和，紧去则愈。血痹，阴阳俱微，寸口关上微，尺中小紧，外证身体不仁，如风痹状，黄芪桂枝五物汤主之。

"寸口、关上"指上焦和表位，小紧是指上焦和表位有水饮。"寸口关上微，尺中小紧"指病邪入里，所以尺中呈现小紧，用偏里的桂枝加黄芪汤，而"寸口、关上小紧"可用偏表的黄芪桂枝五物汤。

（2）湿热

①病人手足厥冷，脉乍紧者，邪结在胸中。心下满而烦，饥不能食者，病在胸中，当须吐之，宜瓜蒂散（第355条）。

②伤寒六七日，结胸热实，脉沉而紧，心下痛，按之石硬者，大陷胸汤主之（第135条）。

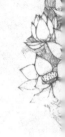

瓜蒂散和大陷胸汤都是胸中有痰饮邪实，郁而化热，饮邪黏腻重浊，阻遏气机运行，阻碍脉道通畅，所以呈现紧脉。虽然这两个条文都是湿热阻于胸中，但脉呈紧象，病机主要是以饮为主，以邪实为主。

三、临证思考

紧脉临床往往提示寒凝和水饮并见。津液遇寒则成饮，水饮本性为寒，寒饮相搏则见紧脉，饮重化热也可以见紧脉。所以临床要结合四诊细辨患者的寒、饮、热的层面及偏性。

沉 脉

一、指下感觉

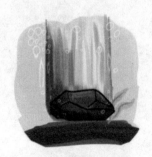
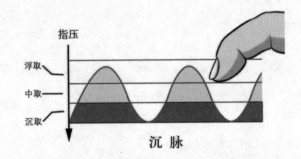

沉 脉

1. 基本感觉

沉，从字面理解，即沉潜、下降，手指用力在沉取位才能感受得到。"举之不足"指在浮取位摸不到或脉弱。"按之有余"指用力按在沉取位能够感受得到，而且有一定的力度。一定要深刻理解按之有余，不单指沉取位才能摸到，虚脉也是沉取位才能摸到，所以一定是沉取位能摸到并且有力量才是沉脉。

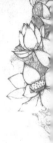

2. 脉势

脉呈沉象一定是气弱血少不能鼓荡以外达，脉道空虚，但同时又有邪实，所以沉脉是手指用力重按而有力的感觉。

二、所主病机

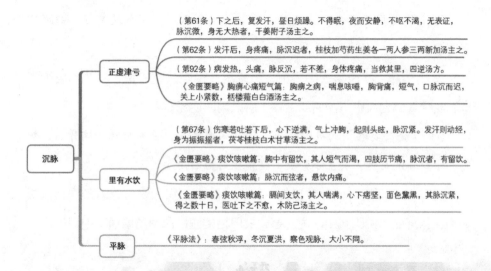

沉脉 — 正虚津亏
（第61条）下之后，复发汗，昼日烦躁。不得眠，夜而安静，不呕不渴，无表证，脉沉微，身无大热者，干姜附子汤主之。

（第62条）发汗后，身疼痛，脉沉迟者，桂枝加芍药生姜各一两人参三两新加汤主之。

（第92条）病发热，头痛，脉反沉，若不差，身体疼痛，当救其里，四逆汤方。

《金匮要略》胸痹心痛短气篇：胸痹之病，喘息咳唾，胸背痛，短气，口脉沉而迟，关上小紧数，栝楼薤白白酒汤主之。

里有水饮
（第67条）伤寒若吐若下后，心下逆满，气上冲胸，起则头眩，脉沉紧。发汗则动经，身为振振摇者，茯苓桂枝白术甘草汤主之。

《金匮要略》痰饮咳嗽篇：胸中有留饮，其人短气而渴，四肢历节痛，脉沉者，有留饮。

《金匮要略》痰饮咳嗽篇：脉沉而弦者，悬饮内痛。

《金匮要略》痰饮咳嗽篇：膈间支饮，其人喘满，心下痞坚，面色黧黑，其脉沉紧，得之数十日，医吐下之不愈，木防己汤主之。

平脉
《平脉法》：春弦秋浮，冬沉夏洪，察色观脉，大小不同。

沉脉属于不及的脉象，核心病机是病位在里，本质是正虚邪实的一个脉象。临床上可能以正虚为主，也可能以邪实为主，还可能正虚邪实并见。

1. 正虚津亏

正虚既可以是阳气虚也可以是阴血不足，二者往往同时并见。阳气虚不能鼓荡脉内之血，阴血虚不能充盈脉道，故脉呈沉象。

（1）下之后，复发汗，昼日烦躁。不得眠，夜而安静，不呕不渴，无表证，脉沉微，身无大热者，干姜附子汤主之（第61条）。

夜而安静的失眠是阳虚的寒性失眠，所以用干姜附子汤回阳救逆，阳气来复则血脉充盈。

（2）发汗后，身疼痛，脉沉迟者，桂枝加芍药生姜各一两人参三两新加汤主之（第62条）。

新加汤的脉沉是血虚不能充盈脉道，芍药、生姜、人参都是补津血的，所以新加汤就是在桂枝汤基础上加大了补津血的力度。

（3）病发热，头痛，脉反沉，若不差，身体疼痛，当救其里，四逆汤方（第92条）。

发热头痛，好像是太阳表证，脉反沉，说明病在里位，发热为虚阳浮越，头痛身痛为血虚不能濡润滋养，所以用四逆汤。

（4）《金匮要略》胸痹心痛短气篇：胸痹之病，喘息咳唾，胸背痛，短气，寸口脉沉而迟，关上小紧数，栝楼薤白白酒汤主之。

寸口脉沉而迟，此处寸口指寸脉，寸脉主上焦和表位。本条中具体指胸中，脉沉而迟说明胸中阳虚有寒，故用栝楼薤白白酒汤温通胸中阳气。

2. 里有水饮

人体是个容器，水多了血就少了。所以里有水饮一方面湿邪重浊沉降，一方面血少不能充盈脉道，所以脉呈沉象。

（1）伤寒若吐若下后，心下逆满，气上冲胸，起则头眩，脉沉紧。发汗则动经，身为振振摇者，茯苓桂枝白术甘草汤主之（第67条）。

苓桂术甘汤证是胃虚不能制化体内的水饮冲逆，既有正气虚又有水饮盛，所以脉沉。

（2）《金匮要略》痰饮咳嗽篇：胸中有留饮，其人短气而渴，四肢历节

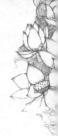

痛，脉沉者，有留饮。

（3）《金匮要略》痰饮咳嗽篇：脉沉而弦者，悬饮内痛。

（4）《金匮要略》痰饮咳嗽篇：膈间支饮，其人喘满，心下痞坚，面色黧黑，其脉沉紧，得之数十日，医吐下之不愈，木防己汤主之。

《金匮要略》痰饮咳嗽篇的留饮、悬饮、支饮都是体内饮盛邪实而阻碍血行脉内，故脉沉。

三、其他情况

四时脉中冬脉为沉。《平脉法》里讲"春弦秋浮，冬沉夏洪，察色观脉，大小不同"。

人与天地相应，四时气候的变化，势必影响到人，故脉随四时而有变化，呈现多种多样的形态。古人认为四时脉象为春天脉弦，秋天脉浮，冬天脉沉，夏天脉洪。

为什么冬天脉沉？

冬天自然界阳微而寒，人体亦与自然界一样，阳入与阴出都减少，气血呈潜藏之象，故脉沉。

四、临证思考

沉脉为不及之脉，正虚基础上可见邪实，临床上以沉取力度来判断虚实，力度大者以邪实为主，力度小者以正虚为主。

伏 脉

一、指下感觉

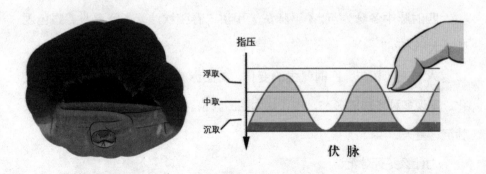

伏 脉

1. 基本感觉

伏，从字面理解为趴下，贴在地上了。所以伏脉脉位比沉脉更深，要按至骨才能感受得到。对于脉力轻重并无明确界定。伏脉脉位极深，为不及之脉，即有正虚又有邪实。从《伤寒论》条文来看以水饮邪盛为主。

2. 脉势

伏脉是沉脉的一种变化，也可以理解为极沉，虽对脉力轻重无明确界

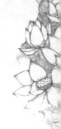

定，但临床感觉总的来说是极沉而且有力的。

二、所主病机

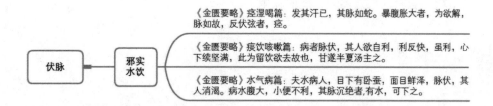

伏脉 ── 邪实水饮

《金匮要略》痉湿暍篇：发其汗已，其脉如蛇。暴腹胀大者，为欲解，脉如故，反伏弦者，痉。

《金匮要略》痰饮咳嗽篇：病者脉伏，其人欲自利，利反快，虽利，心下续坚满，此为留饮欲去故也，甘遂半夏汤主之。

《金匮要略》水气病篇：夫水病人，目下有卧蚕，面目鲜泽，脉伏，其人消渴。病水腹大，小便不利，其脉沉绝者，有水，可下之。

水饮内盛

（1）《金匮要略》痉湿暍篇：发其汗已，其脉如蛇。暴腹胀大者，为欲解，脉如故，反伏弦者，痉。

刚痉发汗后，表上的寒饮得解，津液来复，所以其脉如蛇，暴腹胀大。如果脉还是与刚痉时的紧脉一样没有变化，或者脉反而呈现伏弦脉，说明病未解，水饮邪盛，还是痉病。此处伏脉表示体内津亏水盛，即有津亏又有邪实郁闭，故而脉位至深。

（2）《金匮要略》痰饮咳嗽篇：病者脉伏，其人欲自利，利反快，虽利，心下续坚满，此为留饮欲去故也，甘遂半夏汤主之。

甘遂半夏汤证病在心下中焦，水势盛大，水性沉潜，故脉伏。

（3）《金匮要略》水气病篇：夫水病人，目下有卧蚕，面目鲜泽，脉伏，其人消渴。病水腹大，小便不利，其脉沉绝者，有水，可下之。

病人既有表上溢饮又有消渴、小便不利之下焦淡饮，脉伏与脉沉绝在此同义，都体现了患者体内水饮盛大之象。

三、临证思考

伏脉病机是水饮内盛，水性沉潜，所以脉位极沉。临床见到伏脉一般是支饮的层面且水饮盛大，病情深重。

革 脉

《脉经》：有似沉、伏、实、大而长，微弦。（《千金翼》：以革为牢）

一、指下感觉

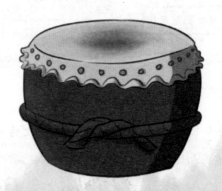

1. 基本感觉

革，从字面理解，是指脉应指的韧性和硬度类似皮革。"有似沉"是指脉搏应指有力。"大而长，微弦"概括出革脉与芤脉对比的韧性感觉。再结合《金匮要略》里对革脉的描述，说革脉是在芤脉主虚的基础上虚寒相抟。如果说芤脉的感觉是按到了葱管，有中空感；革脉的感觉就是按到了鼓面，也是中空，但应指如按鼓皮。

2.脉势

革脉可以理解为弦脉和芤脉相合，中空外急，指下感觉浮取弦而有力，按下却是中空的感觉。

二、所主病机

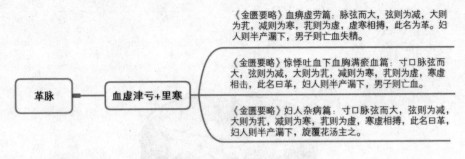

革脉 —— 血虚津亏+里寒

《金匮要略》血痹虚劳篇：脉弦而大，弦则为减，大则为芤，减则为寒，芤则为虚，虚寒相搏，此名为革。妇人则半产漏下，男子则亡血失精。

《金匮要略》惊悸吐血下血胸满瘀血篇：寸口脉弦而大，弦则为减，大则为芤，减则为寒，芤则为虚，寒虚相击，此名曰革，妇人则半产漏下，男子则亡血。

《金匮要略》妇人杂病篇：寸口脉弦而大，弦则为减，大则为芤，减则为寒，芤则为虚，寒虚相搏，此名曰革，妇人则半产漏下，旋覆花汤主之。

血虚津亏+里寒

（1）《金匮要略》血痹虚劳篇：脉弦而大，弦则为减，大则为芤，减则为寒，芤则为虚，虚寒相搏，此名为革。妇人则半产漏下，男子则亡血失精。

（2）《金匮要略》惊悸吐血下血胸满瘀血篇：寸口脉弦而大，弦则为减，大则为芤，减则为寒，芤则为虚，寒虚相击，此名曰革，妇人则半产漏下，男子则亡血。

（3）《金匮要略》妇人杂病篇：寸口脉弦而大，弦则为减，大则为芤，减则为寒，芤则为虚，寒虚相搏，此名曰革，妇人则半产漏下，旋覆花汤主之。

三个条文大同小异，弦则为减，是说应指弦脉的感觉再向下按力减中空，说明革脉是在芤脉津亏基础又有寒，故而脉象中空应指有紧弦，如按皮革的韧劲，主病妇人半产漏下，男子亡血失精。伤血、伤精层面的基础上里寒重，脉道凝涩，故如按皮革而中空。

三、临证思考

革脉切脉时指下有弦长而偏于革的韧性，弦脉偏于弹指有力，革脉因虚寒重所以中空且偏于硬而有韧性。

实 脉

《脉经》：大而长，微强，按之隐指幅幅然。（一曰沉浮皆得）

一、指下感觉

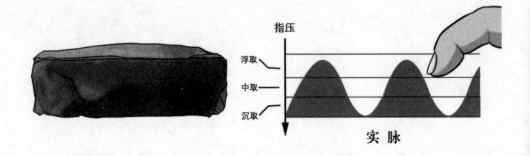

实 脉

1. 基本感觉

实，从字面理解是结实，搏指有力的意思。"大而长"是指脉体大，脉体长；"按之隐指幅幅然"，幅是郁结、堵塞的意思，说明手指按下有阻力感。一曰沉浮皆得，说明实脉浮取、中取、沉取都可以摸到。

2. 脉势

实脉切诊时指下有大、满、实的感觉。

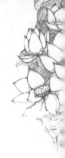

二、所主病机

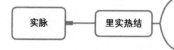

实脉 —— 里实热结 —— （第240条）病人烦热，汗出则解，又如疟状，日晡所发热者，属阳明也。脉实者，宜下之。脉浮虚者，宜发汗，下之，与大承气汤。发汗宜桂枝汤。

《金匮要略》妇发产后病篇：产后七八日，无太阳证，少腹坚痛，此恶露不尽，不大便，烦躁发热，切脉微实，再倍发热，日晡时烦躁者，不食，食则谵语，至夜即愈，宜大承气汤主之。热在里，结在膀胱也。

里实热结

（1）病人烦热，汗出则解，又如疟状，日晡所发热者，属阳明也。脉实者，宜下之。脉浮虚者，宜发汗，下之，与大承气汤。发汗宜桂枝汤（第240条）。

烦热汗出则解，说明这个烦热是太阳病的发热。日晡发热是阳明病的特点，又兼见实脉，说明患者是阳明病的里实热结，应该用下法。如果见到浮虚脉，说明病在太阳，应该用汗法。本条再次说明仲景在临床上是脉证合参，以法统方。

（2）《金匮要略》妇发产后病篇：产后七八日，无太阳证，少腹坚痛，此恶露不尽，不大便，烦躁发热，切脉微实，再倍发热，日晡时烦躁者，不食，食则谵语，至夜即愈，宜大承气汤主之。热在里，结在膀胱也。

产后七八日无太阳证，先从症状上排除太阳病，然后见到烦躁发热、日晡烦躁等阳明症状，再结合脉微实，确认为阳明里实热结的阳明腑实证，用大承气汤治疗。

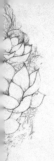

三、临证思考

实脉在浮取、中取、沉取位都能明显感觉到，满实有力，病机为里实热结，临床常见于承气类方证。

微 脉

《脉经》：极细而软或欲绝，若有若无。（一曰小也。一曰手下快。一曰浮而薄。一曰按之如欲尽）

一、指下感觉

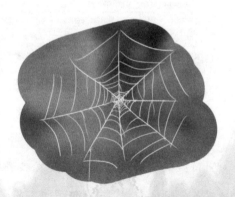

1. 基本感觉

微，从字面上理解，是指细小、轻微。极细而软或欲绝，比细脉还细，我们想象一下蜘蛛丝那种极细而软的感觉。"欲绝"，细到可能摸不到了；若有若无，除了极细，还是若有若无，断断续续。"一曰浮而薄"，一种说法是微脉脉位为浮，好像肉汤表面漂的浮油。

2. 脉势

微脉并没有脉位浮沉的区别，应为指下微小、虚弱的感觉。

二、所主病机

《辨脉法》问曰：病有洒淅恶寒，而复发热者何？答曰：阴脉不足，阳往从之，阳脉不足，阴往乘之。曰：何谓阳不足？答曰：假令寸口脉微，名曰阳不足，阴气上入阳中，则洒淅恶寒也。曰：何谓阴不足？答曰：假令尺脉弱，名曰阴不足，阳气下陷入阴中，则发热也。

（第23条）太阳病，得之八九日，如疟状，发热恶寒，热多寒少，其人不呕，清便欲自可，一日二三度发。脉微缓者，为欲愈也，脉微而恶寒者，此阴阳俱虚，不可更发汗，更下更吐也，面色反有热色者，未欲解也，以其不能得小汗出，身必痒，宜桂枝麻黄各半汤。

（第27条）太阳病，发热恶寒，热多寒少，脉微弱者，此无阳也，不可发汗，宜桂枝二越婢一汤。

（第281条）少阴之为病，脉微细，但欲寐也。

（第286条）少阴病，脉微，不可发汗，亡阳故也，阳已虚，尺脉弱涩者，复不可下之。

（第315条）少阴病，下利，脉微者，与白通汤。利不止，厥逆无脉，干呕烦者，白通加猪胆汁汤主之。

（第338条）伤寒，脉微而厥，至七八日肤冷，其人躁无暂安时者。此为脏厥，非蛔厥也。

（第385条）恶寒，脉微而复利，利止，亡血也，四逆加人参汤主之。

（第389条）既吐且利，小便复利而大汗出，下利清谷，内寒外热，脉微欲绝者，四逆汤主之。

（第390条）吐已，下断，汗出而厥，四肢拘急不解，脉微欲绝者，通脉四逆加猪胆汁汤主之。

微脉　——　正虚津亏

正虚津亏

（1）《辨脉法》问曰：病有洒淅恶寒，而复发热者何？答曰：阴脉不足，阳往从之，阳脉不足，阴往乘之。曰：何谓阳不足？答曰：假令寸口脉微，名曰阳不足，阴气上入阳中，则洒淅恶寒也。曰：何谓阴不足？答曰：假令尺脉弱，名曰阴不足，阳气下陷入阴中，则发热也。

这里的寸口脉微而阳不足是指阳气不足，阳气虚温煦功能下降，所以洒淅恶寒。

（2）太阳病，得之八九日，如疟状，发热恶寒，热多寒少，其人不呕，清便欲自可，一日二三度发。脉微缓者，为欲愈也，脉微而恶寒者，此阴阳俱虚，不可更发汗，更下更吐也，面色反有热色者，未欲解也，以其不能得

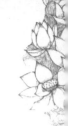

小汗出，身必痒，宜桂枝麻黄各半汤（第23条）。

脉微，气血不足，阳气和阴血都虚，所以不能再用汗、吐、下法去耗散津血。

（3）太阳病，发热恶寒，热多寒少，脉微弱者，此无阳也，不可发汗，宜桂枝二越婢一汤（第27条）。

太阳病虽有表邪，但脉微弱，气血不足。无阳还是指气血虚，津液的温煦功能下降，所以不能发汗去进一步耗伤津血。

（4）少阴之为病，脉微细，但欲寐也（第281条）。

少阴病提纲症中脉微说明少阴病本质是阳虚津亏。

（5）少阴病，脉微，不可发汗，亡阳故也，阳已虚，尺脉弱涩者，复不可下之（第286条）。

脉微亡阳，脉弱涩为亡血，所以不可汗，不可下。

（6）少阴病，下利，脉微者，与白通汤。利不止，厥逆无脉，干呕烦者，白通加猪胆汁汤主之（第315条）。

少阴病本身阳虚血少，下利更耗津液，所以脉微。下利不止，津血大伤，所以会出现无脉的严重情况。

（7）伤寒，脉微而厥，至七八日肤冷，其人躁无暂安时者。此为脏厥，非蛔厥也。蛔厥者，其人当吐蛔，令病者静，而复时烦者，此为脏寒，蛔上入其膈，故烦。须臾复止，得食而呕，又烦者，蛔闻食臭出，其人常自吐蛔，蛔厥者，乌梅丸主之，又主久利（第338条）。

脏厥出现脉微，说明阳虚至极，表现出来的躁无暂安，是虚阳浮越的表现。

（8）恶寒，脉微而复利，利止，亡血也，四逆加人参汤主之（第385条）。

脉微阳虚津亏基础上又下利，所以亡血，要用四逆加人参汤，回阳救逆的同时用人参大补津血。

（9）既吐且利，小便复利而大汗出，下利清谷，内寒外热，脉微欲绝者，四逆汤主之（第389条）。

（10）吐已，下断，汗出而厥，四肢拘急不解，脉微欲绝者，通脉四逆加猪胆汁汤主之（第390条）。

这两条都是脉微欲绝亡阳之证，只是程度略有差别，而在用药上也有少许的差别。通脉四逆加猪胆汁汤是在四逆汤的基础上加大干姜、附子用量而称通脉。猪胆汁具有清热润降之功，以干姜、附子急温回阳，猪胆汁清热润降欲脱之浮越虚阳。

三、临证思考

微脉为不及之脉，正虚气虚血少，也可能有虚阳浮越的情况。但凡出现脉微，均是亡阳、亡血、亡津液之正气虚极之象，不可用汗、吐、下法，严重者应急救回阳。

涩 脉

《脉经》：细而迟，往来难且散，或一止复来。（一曰浮而短，一曰短而止。或曰散也）

一、指下感觉

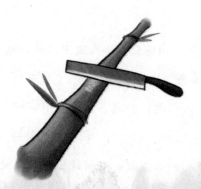

1. 基本感觉

涩的本义是不润滑，不流利。所以涩脉指下的感觉是血行不畅。"细而迟"，血在脉内运行不顺畅，必有正虚邪阻，所以会出现脉道细，脉速迟。"往来难且散，或一止复来"是描述血在脉内运行不畅的状态。

2. 脉势

涩脉，可细可迟可短可散，但均为指下往来不利而蹇涩。

二、所主病机

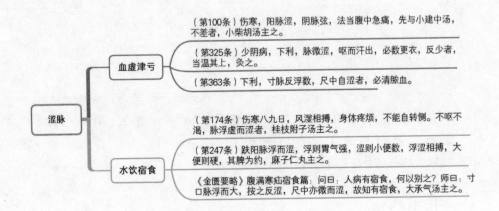

涩脉

血虚津亏
- （第100条）伤寒，阳脉涩，阴脉弦，法当腹中急痛，先与小建中汤，不差者，小柴胡汤主之。
- （第325条）少阴病，下利，脉微涩，呕而汗出，必数更衣，反少者，当温其上，灸之。
- （第363条）下利，寸脉反浮数，尺中自涩者，必清脓血。

水饮宿食
- （第174条）伤寒八九日，风湿相搏，身体疼烦，不能自转侧。不呕不渴，脉浮虚而涩者，桂枝附子汤主之。
- （第247条）趺阳脉浮而涩，浮则胃气强，涩则小便数，浮涩相搏，大便则硬，其脾为约，麻子仁丸主之。
- 《金匮要略》腹满寒疝宿食篇：问曰：人病有宿食，何以别之？师曰：寸口脉浮而大，按之反涩，尺中亦微而涩，故知有宿食，大承气汤主之。

1.血虚津亏

（1）伤寒，阳脉涩，阴脉弦，法当腹中急痛，先与小建中汤，不差者，小柴胡汤主之（第100条）。

太阳中风出现了胃津虚，血虚不荣则腹中急痛，所以小建中汤是在桂枝汤基础上倍芍药，补胃津、通血痹，再加饴糖补益津血。

（2）少阴病，下利，脉微涩，呕而汗出，必数更衣，反少者，当温其上，灸之（第325条）。

少阴病，阳虚津亏，下利更耗津血，所以脉微且涩。

（3）下利，寸脉反浮数，尺中自涩者，必清脓血（第363条）。

下利为里病，本应脉沉，反而出现脉浮数，说明湿热蒸腾，热迫血行，便脓血而耗血伤血，所以尺脉涩。

2.水饮宿食

（1）伤寒八九日，风湿相搏，身体疼烦，不能自转侧。不呕不渴，脉

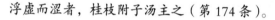

浮虚而涩者，桂枝附子汤主之（第 174 条）。

太阳病外感风湿邪气，人体调动体内津血到体表抗邪，所以脉浮虚。患者平素体内津血不足，加上表寒湿重，不断耗伤津血，津血更虚，所以出现涩脉。要加强表上温散寒湿的力量，所以桂枝汤去掉偏寒的芍药加上三枚炮附子以加强温散表上寒湿的力量。

（2）*跌阳脉浮而涩，浮则胃气强，涩则小便数，浮涩相搏，大便则硬，其脾为约，麻子仁丸主之（第 247 条）。*

脾约证是表不解，脾胃运化功能受到制约。浮则胃气强，脉浮是有表证。人体调动体内气血到体表抗邪；涩则小便数，脉涩是脾虚不能制化水饮而小便频数。

（3）*《金匮要略》腹满寒疝宿食篇：问曰：人病有宿食，何以别之？师曰：寸口脉浮而大，按之反涩，尺中亦微而涩，故知有宿食，大承气汤主之。*

体内有宿食积聚肠中，食积阻碍血行，肠燥津亏，故脉微而涩。

三、临证思考

血在脉内运行不顺畅，一方面是由于正虚无力推动血行，另一方面是邪实阻遏气血运行。或以正虚为主，或以邪实为主，或二者并见。涩脉可见于宿食，也可见于水饮，具体是哪种邪气需四诊合参来分析。

细 脉

《脉经》：小大于微，常有，但细耳。

一、指下感觉

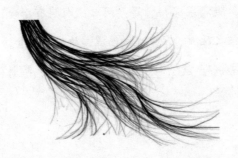

1. 基本感觉

细，指脉形细。"小大于微"，比微脉略宽一些。"常有"，和微脉对应，微脉是时断时续，细脉只是脉形细，运行是连贯的，所以说常有。

2. 脉势

细脉和常人脉比，脉形更细，别的方面并无明显差异。与微脉比，比微脉粗一些，微脉不仅特别细而且不连贯，细脉只是脉形细，运行顺畅。

二、所主病机

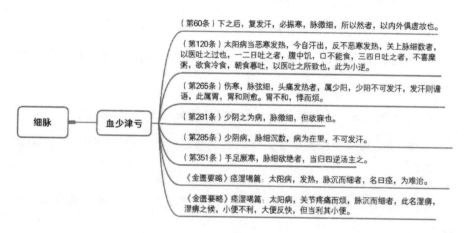

（第60条）下之后，复发汗，必振寒，脉微细，所以然者，以内外俱虚故也。

（第120条）太阳病当恶寒发热，今自汗出，反上恶寒发热，关上脉细数者，以医吐之过也，一二日吐之者，腹中饥，口不能食，三四日吐之者，不喜糜粥，欲食冷食，朝食暮吐，以医吐之所致也，此为小逆。

（第265条）伤寒，脉弦细，头痛发热者，属少阳，少阳不可发汗，发汗则谵语，此属胃，胃和则愈。胃不和，悸而烦。

（第281条）少阴之为病，脉微细，但欲寐也。

（第285条）少阴病，脉细沉数，病为在里，不可发汗。

（第351条）手足厥寒，脉细欲绝者，当归四逆汤主之。

《金匮要略》痉湿暍篇：太阳病，发热，脉沉而细者，名曰痉，为难治。

《金匮要略》痉湿暍篇：太阳病，关节疼痛而烦，脉沉而细者，此名湿痹，湿痹之候，小便不利，大便反快，但当利其小便。

细脉 —— 血少津亏

血少津亏

（1）下之后，复发汗，必振寒，脉微细，所以然者，以内外俱虚故也（第60条）。

用下法后已经伤了津液，再发汗，更伤津液，津液大伤，温煦功能下降，所以人体会启动调节体温的生理机制振颤以御寒。此时脉是微细的，因为体内和体表气血都严重亏虚。

（2）太阳病当恶寒发热，今自汗出，反不恶寒发热，关上脉细数者，以医吐之过也，一二日吐之者，腹中饥，口不能食，三四日吐之者，不喜糜粥，欲食冷食，朝食暮吐，以医吐之所致也，此为小逆（第120条）。

医者误吐以后伤津，津亏生虚热，所以脉细数。

（3）伤寒，脉弦细，头痛发热者，属少阳，少阳不可发汗，发汗则谵语，此属胃，胃和则愈。胃不和，悸而烦（第265条）。

少阳病，胃虚运化水谷精微功能失司，气血生化来源减少，津血亏虚，故脉细。中焦运化水湿功能减弱，所以产生痰饮，故脉弦。

（4）少阴之为病，脉微细，但欲寐也（第281条）。

少阴病阳虚津亏，所以脉微细。

（5）少阴病，脉细沉数，病为在里，不可发汗（第285条）。

少阴病，阳虚津亏，病在里所以脉沉，津亏不能濡润所以有虚热，会出现脉细沉数的综合脉象。

（6）手足厥寒，脉细欲绝者，当归四逆汤主之（第351条）。

脉细欲绝有些类似微脉了，津血虚而有寒，所以用当归四逆汤补津血而回阳。

（7）《金匮要略》痉湿暍篇：太阳病，发热，脉沉而细者，名曰痉，为难治。

痉病是津亏不能濡润经筋，太阳病发热进一步耗伤津液，所以脉沉而细。

（8）《金匮要略》痉湿暍篇：太阳病，关节疼痛而烦，脉沉而细者，此名湿痹，湿痹之候，小便不利，大便反快，但当利其小便。

寒湿侵袭体表，耗伤正气津血，既有湿邪又有正气津血亏虚，所以脉沉而细。

三、临证思考

脉细属津血亏虚不能充盈脉道，常常伴有水饮等实邪阻遏气机，但以津亏血少为主。由于人体正虚程度不同而且正虚邪实常并见，所以细脉常常与他脉并见。如脉细数、沉细、微细等，应脉证合参，详细体会。

濡 脉

> 《脉经》：软脉，极软而浮、细。（一曰按之无有，举之有余。一曰细小而软。软，一作濡，曰濡者，如帛衣在水中，轻手相得）

《脉经》里没有濡脉，只有软脉，而《伤寒论》中没有软脉只有濡脉。我们讲的伤寒脉法是以《脉经》为纲，用《伤寒论》条文去理解。所以此脉我们以濡脉命名，与《脉经》的软脉相对应。

一、指下感觉

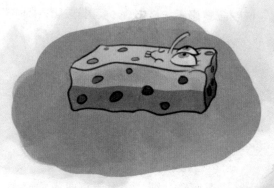

1. 基本感觉

濡的本义是沾湿，沾上，如帛衣在水中，轻手相得的感觉。所以濡脉

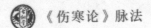

脉位为浮，很软，很细。《辨脉法》："脉瞥瞥如羹上肥者，阳气微也。"指的就是濡脉。

2. 脉势

脉位偏浮，指下感觉又软又细。

二、所主病机

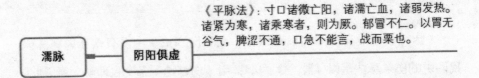

《平脉法》：寸口诸微亡阳，诸濡亡血，诸弱发热。诸紧为寒，诸乘寒者，则为厥。郁冒不仁。以胃无谷气，脾涩不通，口急不能言，战而栗也。

| 濡脉 | 阴阳俱虚 |

阴血亡失，虚阳浮越且以阳气虚浮为主。

《平脉法》：寸口诸微亡阳，诸濡亡血，诸弱发热。诸紧为寒，诸乘寒者，则为厥。郁冒不仁。以胃无谷气，脾涩不通，口急不能言，战而栗也。

"诸濡亡血"说明濡脉患者失精亡血，老弱久病，阳气虚浮，需结合四诊审察胃气之多少，预示吉凶。

三、临证思考

濡脉属不及之脉，浮而软、细。多见于亡血失精较重，虚阳浮越，病情危重等情况。

弱 脉

《脉经》：极软而沉细，按之欲绝指下。（一曰按之乃得，举之无有）

一、指下感觉

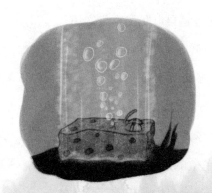

1. 基本感觉

弱，与强对应，应指软、无力。极软而沉细，说明弱脉的脉位为沉，沉取位能摸到，但脉软且细。按之欲绝指下，若有若无，很难摸到。

2. 脉势

濡脉脉位偏浮，指下感觉又软又细；弱脉指下感觉也是又软又细，但脉位偏沉。

二、所主病机

弱脉 —— 阴阳俱虚

《辨脉法》：问曰：病有洒淅恶寒，而复发热者何？答曰：阴脉不足，阳往从之，阳脉不足，阴往乘之。曰：何谓阳不足？答曰：假令寸口脉微，名曰阳不足，阴气上入阳中，则洒淅恶寒也。曰：何谓阴不足？答曰：假令尺脉弱，名曰阴不足，阳气下陷入阴中，则发热也。

《平脉法》：寸口脉弱而缓，弱者阳气不足，缓者胃气有余，噫而吞酸，食卒不下，气填于膈上也。

（第12条）太阳中风，阳浮而阴弱，阳浮者，热自发，阴弱者，汗自出，啬啬恶寒，淅淅恶风，翕翕发热，鼻鸣干呕者，桂枝汤主之。

（第27条）太阳病，发热恶寒，热多寒少，脉微弱者，此无阳也，不可发汗，宜桂枝二越婢一汤。

（第280条）太阴为病，脉弱，其人续自便利，设当行大黄、芍药者，宜减之，以其人胃气弱，易动故也。

（第377条）呕而脉弱，小便复利，身有微热，见厥者难治，四逆汤主之。

阴血亡失，阳虚浮越且以阴血亡失为主。

（1）《辨脉法》问曰：病有洒淅恶寒，而复发热者何？答曰：阴脉不足，阳往从之，阳脉不足，阴往乘之。曰：何谓阳不足？答曰：假令寸口脉微，名曰阳不足，阴气上入阳中，则洒淅恶寒也。曰：何谓阴不足？答曰：假令尺脉弱，名曰阴不足，阳气下陷入阴中，则发热也。

尺脉弱，说明里位的津血不足，也称为阴虚，阴虚阳陷，或者说阴虚津血濡润功能降低，就会产生发热的症状。

（2）《平脉法》：寸口脉弱而缓，弱者阳气不足，缓者胃气有余，噫而吞酸，食卒不下，气填于膈上也。

弱者阳气不足，阴阳本为一体两面，阳气不足，阴血亦不足，阴血亡失，阳气亦虚。

（3）太阳中风，阳浮而阴弱，阳浮者，热自发，阴弱者，汗自出，啬啬恶寒，淅淅恶风，翕翕发热，鼻鸣干呕者，桂枝汤主之（第12条）。

阴弱指尺脉弱，代表里位津血不足。里位的津血不足，人体调动到体表防御、抗邪的气血自然也就不足，所以会汗出。

（4）太阳病，发热恶寒，热多寒少，脉微弱者，此无阳也，不可发汗，宜桂枝二越婢一汤（第27条）。

太阳病脉微弱，说明表上津血亏虚。发汗会进一步耗伤津血，不宜发汗，故以桂枝二越婢一汤发散表上寒邪又不耗伤表上津血。

（5）太阴为病，脉弱，其人续自便利，设当行大黄、芍药者，宜减之，以其人胃气弱，易动故也（第280条）。

太阴病脉弱，里位津血不足，津血的温煦固摄功能不足，所以用大黄、芍药这类寒药要减量，以免进一步耗伤里位的津血。

（6）呕而脉弱，小便复利，身有微热，见厥者难治，四逆汤主之（第377条）。

呕则耗伤津血，脉弱说明阴血亡失，小便复利进一步耗伤津血，同时有手脚凉的厥证，阳气也极虚，要用四逆汤回阳救逆。

三、临证思考

弱脉和濡脉都是不及、偏虚之脉，濡脉细软偏浮，弱脉细软偏沉。二者都主阴血亡失，濡脉以虚阳上浮为主，所以脉位偏浮；弱脉以阴血亡失为主，所以脉位偏沉。

虚 脉

《脉经》：迟、大而软，按之不足，隐指豁豁然空。

一、指下感觉

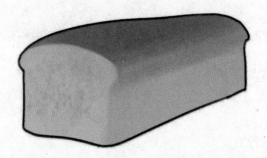

1. 基本感觉

虚，从字面理解是无力。脉整体按之无力。力度类似软脉，指下无力，软弱。"隐指豁豁然空"，中空类似芤脉，但又不似芤脉陡然中空。浮取、中取、沉取都无力的感觉。

2. 脉势

虚脉与濡脉、弱脉都是细软无力，虚脉脉位没有规定，浮取、中取、

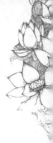

沉取都无力。

二、所主病机

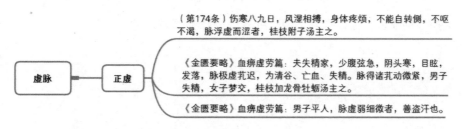

虚脉 —— 正虚 ——
- （第174条）伤寒八九日，风湿相搏，身体疼烦，不能自转侧，不呕不渴，脉浮虚而涩者，桂枝附子汤主之。
- 《金匮要略》血痹虚劳篇：夫失精家，少腹弦急，阴头寒，目眩，发落，脉极虚芤迟，为清谷、亡血、失精。脉得诸芤动微紧，男子失精，女子梦交，桂枝加龙骨牡蛎汤主之。
- 《金匮要略》血痹虚劳篇：男子平人，脉虚弱细微者，善盗汗也。

正虚

（1）伤寒八九日，风湿相搏，身体疼烦，不能自转侧，不呕不渴，脉浮虚而涩者，桂枝附子汤主之（第174条）。

表上风湿侵袭耗伤正气津血，所以脉浮虚而涩。桂枝附子汤是桂枝汤去芍药加炮附子，以姜、枣、草补益中焦津血，桂枝加炮附子温通发散表寒。

（2）《金匮要略》血痹虚劳篇：夫失精家，少腹弦急，阴头寒，目眩，发落，脉极虚芤迟，为清谷、亡血、失精。脉得诸芤动微紧，男子失精，女子梦交，桂枝加龙骨牡蛎汤主之。

脉极虚芤迟，为清谷、亡血、失精。说明这些脉象都是正虚津亏亡血的脉象。

（3）《金匮要略》血痹虚劳篇：男子平人，脉虚弱细微者，善盗汗也。

脉虚弱细微，阴血不足，所以容易盗汗。

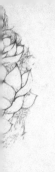

三、临证思考

　　虚脉主正虚，可能是阳气虚、阴血虚，也可能是亡血、失精等。虚脉泛指各种虚象，往往与芤、迟、细等虚损脉象同时并见。

散 脉

《脉经》：大而散，散者，气实血虚，有表无里。

一、指下感觉

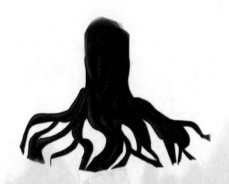

基本感觉

散，从字面上理解是分开，分散的意思。脉在指下有分散、无边界的感觉。"大而散"，散漫，脉大边界不清晰的意思。"气实血虚"的"实"应指浮，实际上气血俱虚，气虚而升浮，血虚而散漫。

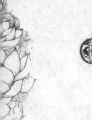

二、所主病机

气血俱虚

《伤寒论》正文条文里没有见到散脉的字样。

《辨脉法》：伤寒咳逆上气，其脉散者死，谓其形损故也。

《辨脉法》里说脉散者死，谓其形损故也。出现散脉表明人体气血耗损严重，血虚无以滋养，气虚浮越于外，人接近临终的状态。

缓 脉

一、指下感觉

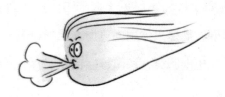

1. 基本感觉

缓从字面上理解，一方面有迟、慢的意思，另一方面也有和缓、从容的意思。所以缓脉一方面表示脉速较慢，另一方面也是平脉的一种称呼，脉象从容和缓，表示气血平和的状态。"去来亦迟，小驶于迟"，说明缓脉脉速迟慢，但比迟脉略快，迟脉是一息三至，缓脉一息四到五至。

2. 脉势

对于缓脉的理解，不能局限于脉速。更多的应该是指下不疾不徐，悠扬舒缓之象，如太阳中风之脉浮缓，此时是体表津血不足，腠理疏松，气血舒缓的状态。

二、所主病机

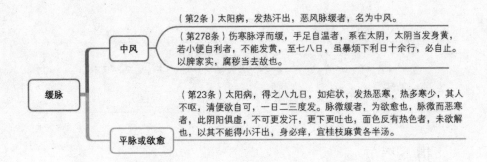

在《伤寒论》条文里缓脉可见于太阳中风和太阴中风。中风并不是有些人理解的感受风邪，而是人体里面气血不足导致表上起防御作用的津血不足，腠理疏松，人体出现恶风、汗出等症状表现。

中风

（1）太阳病，发热汗出，恶风脉缓者，名为中风（第2条）。

太阳中风脉象浮缓，是因为太阳中风是平素体质较弱的人感受寒邪，调动体内气血到体表抗邪，但由于体质弱，体内气血不足，所以虽发汗但不足以抗邪外出，体表的状态也是腠理疏松，津血相对不足。所以脉象缓与太阳伤寒的体表津血凝滞的紧象相比对。此时的缓脉不以脉速来判定，而以指下脉力是否舒缓来判定。

（2）伤寒脉浮而缓，手足自温者，系在太阴，太阴当发身黄，若小便自利者，不能发黄，至七八日，虽暴烦下利日十余行，必自止。以脾家实，腐秽当去故也（第278条）。

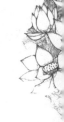

第278条讲太阴病，里位气血不足，津亏手足失于濡润而自温，里位气血不足导致人体调动到表上防御的津血不足而致脉浮而缓。

三、其他情况

平脉或欲愈

太阳病，得之八九日，如疟状，发热恶寒，热多寒少，其人不呕，清便欲自可，一日二三度发。脉微缓者，为欲愈也，脉微而恶寒者，此阴阳俱虚，不可更发汗，更下更吐也，面色反有热色者，未欲解也，以其不能得小汗出，身必痒，宜桂枝麻黄各半汤（第23条）。

第23条是太阳病八九日后通过脉象来判定疾病转归。如果脉微缓，说明气血呈现舒缓平和的状态，疾病向好的方向转化。如果脉微而恶寒，说明气血俱虚，不能再发大汗进一步耗伤津血，以桂枝麻黄各半汤发小汗为宜。

我们表述正常人脉象也常用从容和缓这样的词语，所以缓脉也常用于表述平人脉象，在某些病脉转到缓脉则表示疾病将愈。

迟 脉

《脉经》：呼吸三至，去来极迟。（一曰举之不足，按之尽牢。一曰按之尽牢，举之无有）

一、指下感觉

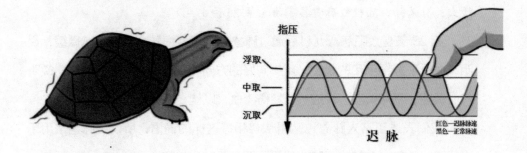

1. 基本感觉

迟，从字面理解是慢的意思。所以迟脉脉速慢。"呼吸三至"，是指医者一呼一吸脉搏跳动三下。去来极迟，脉来和脉去的速度都慢。

2. 脉势

迟脉与数脉对应，就是指下感受到脉的速率慢。

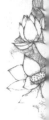

二、所主病机

迟脉运行速率慢，一方面是气虚血少推动无力，一方面是寒邪凝涩、血行不畅。所以迟脉既可见于正虚，又可见于里寒。

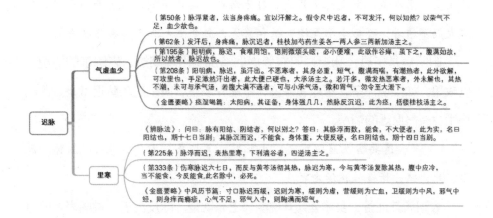

1. 气虚血少

（1）脉浮紧者，法当身疼痛。宜以汗解之。假令尺中迟者，不可发汗，何以知然？以荣气不足，血少故也（第50条）。

浮紧脉是太阳伤寒的脉象，本应用麻黄汤辛温发散。但是如果出现尺脉迟，说明津亏血少，不宜发汗，以免发汗进一步耗伤津血。

（2）发汗后，身疼痛，脉沉迟者，桂枝加芍药生姜各一两人参三两新加汤主之（第62条）。

芍药、生姜、人参都是补益津血的药，加大芍药、生姜用量再加三两人参，说明津亏较为严重，所以脉沉迟。

（3）阳明病，脉迟，食难用饱，饱则微烦头眩，必小便难，此欲作谷痹，虽下之，腹满如故，所以然者，脉迟故也（第195条）。

阳明病本来应该消谷善饥，但是食难用饱，吃饱一点就难受，饱则微烦头眩，而且小便难，说明胃虚津亏，所以脉迟。

（4）阳明病，脉迟，虽汗出。不恶寒者，其身必重，短气，腹满而喘，有潮热者，此外欲解，可攻里也，手足濈然汗出者，此大便已硬也，大承气汤主之。若汗多，微发热恶寒者，外未解也，其热不潮，未可与承气汤，若腹大满不通者，可与小承气汤，微和胃气，勿令至大泄下（第208条）。

阳明病是里热，脉迟说明有里虚的情况。出现潮热，表解了的情况可以攻里。如果说汗多，恶寒表未解，不能先攻里，所以这条脉迟就是指阳明病里位有气血虚的情况。

（5）《金匮要略》痉湿暍篇：太阳病，其证备，身体强几几，然脉反沉迟，此为痉，栝楼桂枝汤主之。

太阳病其证备，身体强几几说明表上寒饮重。脉反沉迟，说明表上既有寒饮凝滞又有津亏不能濡润滋养，所以需要在桂枝汤基础上加栝楼补益津血。

2. 里寒

（1）《辨脉法》问曰：脉有阳结、阴结者，何以别之？答曰：其脉浮而数，能食，不大便者，此为实，名曰阳结也，期十七日当剧；其脉沉而迟，不能食，身体重，大便反硬，名曰阴结也，期十四日当剧。

阳结是燥热内结所致的大便秘结。燥热内结所以脉浮而数而且能食。阴结是阴寒凝结所致的大便秘结，既有津血亏虚不能濡润又有寒邪凝滞不通，所以脉沉而迟。

（2）脉浮而迟，表热里寒，下利清谷者，四逆汤主之（第225条）。

里寒重，下利清谷，所以里阳不足，津血亏虚，所以脉迟。虚阳浮越

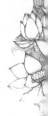

所以表热脉浮。

（3）伤寒脉迟六七日，而反与黄芩汤彻其热，脉迟为寒，今与黄芩汤复除其热，腹中应冷，当不能食，今反能食，此名除中，必死（第333条）。

除中，除是消除，中是中焦脾胃。除中是指疾病到了严重阶段，本来里寒不能饮食，但突然反而暴食，这是中焦脾胃之气将绝的反常现象，但本质是中焦虚寒、津亏血少，所以脉迟。

（4）《金匮要略》中风历节篇：寸口脉迟而缓，迟则为寒，缓则为虚，营缓则为亡血，卫缓则为中风，邪气中经，则身痒而瘾疹，心气不足，邪气入中，则胸满而短气。

迟则为寒，本条明确了迟脉主寒的病机。

三、临证思考

迟脉既可见于正虚又可见于里寒，多与沉脉并见，所以主要见于血虚寒凝。

结 脉

《脉经》：往来缓，时一止复来。(按之来缓，时一止者，名结阳；初来动止，更来小数，不能自还，因而复动，名结阴)

一、指下感觉

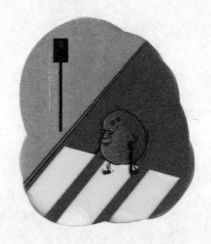

1.基本感觉

结，从字面理解，像绳子中间有许多结一样，运行起来会在打结的地方有停顿。"往来缓，时一止复来"是说脉速缓，中间有停顿。与我们之前讲过的促脉相对应，促脉是脉数而有一止，结脉是脉缓而有一止。

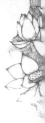

2. 脉势

脉是指下感觉，指下感觉用语言来描述就一定会有偏差，所以对脉的学习要理解脉势。结脉这种缓而一止在临床可能规律，也可能不规律，总的来说，只要是运行的过程脉略缓且脉率不规则都属于结脉。

二、所主病机

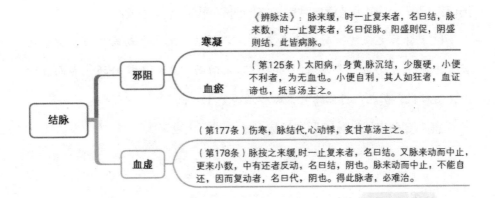

结脉 — 邪阻 — 寒凝 — 《辨脉法》：脉来缓，时一止复来者，名曰结，脉来数，时一止复来者，名曰促脉。阳盛则促，阴盛则结，此皆病脉。

邪阻 — 血瘀 — （第125条）太阳病，身黄，脉沉结，少腹硬，小便不利者，为无血也。小便自利，其人如狂者，血证谛也，抵当汤主之。

血虚 — （第177条）伤寒，脉结代，心动悸，炙甘草汤主之。

血虚 — （第178条）脉按之来缓，时一止复来者，名曰结。又脉来动而中止，更来小数，中有还者反动，名曰结，阴也。脉来动而中止，不能自还，因而复动者，名曰代，阴也。得此脉者，必难治。

1. 邪实为主

（1）《辨脉法》：脉来缓，时一止复来者，名曰结，脉来数，时一止复来者，名曰促脉。阳盛则促，阴盛则结，此皆病脉。

《辨脉法》里以阳虚阴盛，阴阳之气不相顺接来解释结脉。阳气虚推动无力故脉缓，寒邪凝涩所以缓有一止，合而为结脉。

（2）太阳病，身黄，脉沉结，少腹硬，小便不利者，为无血也。小便自利，其人如狂者，血证谛也，抵当汤主之（第125条）。

"少腹硬"可能是有水饮，可能是肠中燥屎，也可能是瘀血。小便不利说明身黄是湿热所致。"血证谛也"的"谛"是证实的意思,"小便自利,其人如狂者"说明身黄和少腹硬是瘀血所致,所以用抵当汤。也就是在气血亏虚的情况下又有瘀血阻滞,所以脉结。

2. 正虚为主

(1)伤寒,脉结代,心动悸,炙甘草汤主之(第177条)。

炙甘草汤是桂枝去芍药汤加上麦冬、生地、阿胶、麻子仁等甘滋补益津血的药物组成的。心动悸、脉结代是津血大亏不能养心所致。桂枝去芍药汤可以解表,说明患者津血亏虚为主同时有表邪,所以脉结。

(2)脉按之来缓,时一止复来者,名曰结。又脉来动而中止,更来小数,中有还者反动,名曰结,阴也。脉来动而中止,不能自还,因而复动者,名曰代,阴也。得此脉者,必难治(第178条)。

第178条描述结脉的形态是脉来缓,时一止复来。

三、临证思考

结脉病机是正虚邪阻,结脉运行是缓而一止,为什么缓?血虚津亏。为什么止?邪气阻遏。多见于既有正虚又有邪实的情况,或以正虚为主或以邪实为主。

代 脉

一、指下感觉

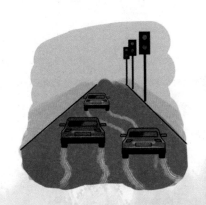

1. 基本感觉

代，从字面理解是代替，在运行过程中有所中止或停顿。"来数中止"是指脉来较快但中间会停顿。"不能自还"的"还"有循、顺行的意思，是说脉停顿以后不能恢复正常运行。"因而复动"，停顿时间较长，给予外力等其他因素刺激，例如捶打胸口等才能恢复运行。与结脉相对应，结脉是缓而一止，停一下后恢复脉的运行，而代脉是停顿时间长，较难恢复脉的运行，所以《脉经》说脉结者生，代者死。

2. 脉势

综合起来感觉，代脉的脉速是紊乱的，时快时慢时而歇止，可以对应西医心律不齐较为严重的情况。

二、所主病机

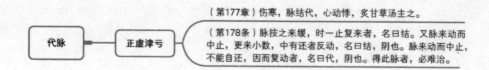

代脉 —— 正虚津亏

（第177章）伤寒，脉结代，心动悸，炙甘草汤主之。

（第178条）脉按之来缓，时一止复来者，名曰结。又脉来动而中止，更来小数，中有还者反动，名曰结，阴也。脉来动而中止，不能自还，因而复动者，名曰代，阴也。得此脉者，必难治。

正虚津亏

（1）伤寒，脉结代，心动悸，炙甘草汤主之（第177条）。

《伤寒论》第177条，结代脉放在一起，都是津亏血少，心失濡养。结脉缓而一止后，脉能马上恢复正常运行。代脉缓而一止后不能很快恢复正常运行。所以代脉津血亏虚比结脉要严重很多。结代脉往往同时并见，二者严重程度不同，结脉轻，代脉重。

（2）脉按之来缓，时一止复来者，名曰结。又脉来动而中止，更来小数，中有还者反动，名曰结，阴也。脉来动而中止，不能自还，因而复动者，名曰代，阴也。得此脉者，必难治（第178条）。

第178条详细论述了代脉与结脉对比的指下感觉及预后，代脉中止后不能自还，说明津血亏虚太严重，所以难治或不治。

三、临证思考

代脉病机是正虚津亏，细脉也主津亏血少，病机相似。但代脉津亏严重，病情危重，二者津血亏虚的程度不同。结脉缓而一止后恢复运行，代脉缓而一止后不能很快或自行恢复运行，脉率相似，但代脉津亏比结脉津亏要严重得多，预后也不同。代脉通常可见于一些西医诊断脉律不齐的心脏器质性病变，临床较为危重。

动 脉

《脉经》：见于关上，无头尾，大如豆，厥厥然动摇。

一、指下感觉

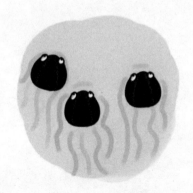

1. 基本感觉

动，指移动、振动的意思。从字面上理解就是脉动摇不稳的状态。"见于关上"是说动脉多见于关上。"无头尾，大如豆，厥厥然动摇"，可以想象得到脉在指下好像一个个蝌蚪，形状似豆，摇摆不定。

2. 脉势

结合《辨脉法》里"数脉见于关上"的描述，动脉其实是数脉基础上

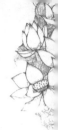

的一个变化，脉率快，摇摆不定，多见于关脉位置。

二、所主病机

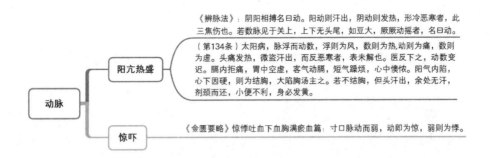

1. 阳亢热盛

（1）《辨脉法》：阴阳相搏名曰动。阳动则汗出，阴动则发热，形冷恶寒者，此三焦伤也。若数脉见于关上，上下无头尾，如豆大，厥厥动摇者，名曰动。

阳动即阳亢搏阴，以阳盛为主，阳盛热迫汗出。阴动即阴虚阳搏，以阴虚为主，阴虚不能制阳，阳动而搏击于脉。这段话是从阴阳的角度来解读动脉，本质无非是阳盛的实热或阴虚的虚热所形成的数脉基础上的变化。"数脉见于关上"说明动脉是数脉的一种变化，多见于关脉位置，摇摆不定。

（2）太阳病，脉浮而动数，浮则为风，数则为热，动则为痛，数则为虚。头痛发热，微盗汗出，而反恶寒者，表未解也。医反下之，动数变迟。膈内拒痛，胃中空虚，客气动膈，短气躁烦，心中懊憹。阳气内陷，心下因硬，则为结胸，大陷胸汤主之。若不结胸，但头汗出，余处无汗，剂颈而还，小便不利，身必发黄（第134条）。

太阳病，人体调动体内津血到体表抗邪，所以体表卫阳相对有余而脉动。下之后津血亏虚，脉由动数变为迟脉数。

2. 情志影响，惊则气乱脉动

《金匮要略》惊悸吐血下血胸满瘀血篇：寸口脉动而弱，动即为惊，弱则为悸。

人受到外界环境等因素的惊吓，惊则气乱，气机逆乱所以脉动。

三、临证思考

动脉是数脉基础上的变化，节律、脉位都不规整，主要病机是阳热亢盛而致气机逆乱，也可见于惊吓等情志异常的情况。临床上惊吓而致动脉可以结合问诊来确认，而且惊吓而致动脉一般过一段时间会恢复正常。长时间出现动脉说明患者阳热亢盛，病情危重。